危险可能就在孩子身边，意外随时可能发生，孩子的每一位照护者都应了解和掌握一些儿童意外伤害的防范与急救常识，守护孩子安全成长。

——贾大成

儿童意外伤害的防范与现场急救

贾大成◎著

中国工人出版社

图书在版编目（CIP）数据

儿童意外伤害的防范与现场急救 / 贾大成著. -- 北京 : 中国工人出版社，2020.6

ISBN 978-7-5008-7340-2

Ⅰ.①儿… Ⅱ.①贾… Ⅲ.①儿童－伤亡事故－预防（卫生）②儿童－伤亡事故－急救 Ⅳ.①R720.597

中国版本图书馆CIP数据核字（2020）第080081号

儿童意外伤害的防范与现场急救

出　版　人	王娇萍	
责 任 编 辑	李素素	
责 任 印 制	栾征宇	
出 版 发 行	中国工人出版社	
地　　　址	北京市东城区鼓楼外大街45号	邮编：100120
网　　　址	http://www.wp-china.com	
电　　　话	（010）62005043（总编室）	
	（010）62005039（印制管理中心）	
	（010）82075935（职工教育分社）	
发 行 热 线	（010）62005996　（010）82029051	
经　　　销	各地书店	
印　　　刷	北京美图印务有限公司	
开　　　本	880毫米×1230毫米　1/32	
印　　　张	5.5	
字　　　数	110千字	
版　　　次	2020年7月第1版　2020年7月第1次印刷	
定　　　价	39.00元	

　　意外伤害是指人体突然遭受各种预料不到因素的损伤，包括机械性、物理性、化学性和生物性等因素造成的损伤，如交通事故、高空坠落、刀砍伤、触电、溺水、烧伤、窒息、急性中毒、动物咬伤等。意外伤害事故的发生不仅会给受害者本人带来躯体上、心理上的严重后果，而且会给家庭带来巨大灾难，给社会带来极大损失。

　　意外伤害已经成为 44 岁以下人群的第一死因，并占 35 岁以下人群死因的 50% 以上，而 14 岁以下儿童的意外伤害情况更加突出。意外伤害已经成为威胁全球青少年和儿童生命与健康的"第一杀手"。

　　儿童的身心健康关系到国家与人类的未来。只有充分了解儿童意外伤害的常见原因，以及儿童身边的潜在危险，才能消除隐患，从而减少和避免儿童意外伤害事故的发生。

　　儿童意外伤害的常见原因主要分为以下三个方面：

　　第一，家长与幼儿园、学校方面。"养不教、父之过，教不严、师之惰。"儿童作为未成年人，发生任何问题都应由相关的成年监护人承担责任。

第二，社会方面。全国人大常委会制定了《中华人民共和国未成年人保护法》，儿童、少年的安全与健康不仅是家长、幼儿园、学校的责任与义务，更需要全社会的密切关注。

第三，儿童自身方面。儿童成长的过程也是主动性不断增强、活动能力不断提升、活动范围不断扩大的过程，但由于思想和身体的发育还不够成熟，天然地比成人更容易发生意外事故。

意外事故的发生有必然性和偶然性，完全避免是很难的。基于以上现实情况，我们邀请急救专家编写了本书。希望可以帮助广大婴幼儿照护人员认识和防范生活中常见的儿童意外事故，一旦发生事故，可以做到正确、紧急处理，将伤害程度降到最低。本书仅列出了生活中最为常见的30种儿童意外伤害，如有不妥或遗漏之处，请广大读者批评指正。

⚠ 锐器损伤

事故示警 被剪刀划伤的阿呆

家住四川眉山的张女士家里发生了一件有惊无险的事儿。

4 岁的阿呆是张女士的女儿，性格活泼好动，淘气程度不输男孩，在家里经常爬上跳下，对所有的东西都充满好奇心。

一天下午，张女士与阿呆在家，快到吃饭的时间，张女士对阿呆说："妈妈要去做饭了，宝宝不要爬高哦。"

"快去做饭，肚肚饿饿……"阿呆拍着肚子笑嘻嘻地说。

张女士起身去了厨房，留下阿呆独自在客厅玩耍。

张女士去了厨房之后，阿呆想要喝水，她看到桌子上有个水杯，遂决定爬到椅子上去够水杯，把妈妈的话忘到了脑后。

阿呆爬上椅子后，顺利地喝了水，正在她准备爬下来的时候，看到了桌子上的剪刀。这把剪刀是张女士中午拆快递之后随手放的。阿呆看到剪刀觉得好奇，于是随手抓起来兴高采烈地挥舞起来。阿呆在椅子上扭来扭去，忽然一个重心不稳，摔了下来。在落地的时候，阿呆手先着地，但她手中还攥着那把剪刀……

剪刀的利刃从阿呆脖子上轻擦而过，瞬间划出了一条长长的伤口，血一直往外流。

张女士听到阿呆的哭声，马上冲到客厅。当她看到捂着脖子大声哭的阿呆，以及阿呆手里还攥着的剪刀和地上的血后，惊呆了。

满地的鲜血告诉张女士，不能耽误时间，要马上去医院。随后，张女士拿起手帕，用力按住阿呆脖子上的伤口，抱起阿呆就奔向了附近的诊所……

经检查，阿呆只是被剪刀划伤了脖子的外皮，幸亏没有伤及气管和颈部大血管。这真是不幸中的万幸，否则后果将不堪设想……

———————

近年来，儿童意外伤害事故的发生日益成为人们关注的焦点，而这些伤害多数发生在家中。

剪刀、斧子、铁钉、玻璃、筷子、勺子等是造成儿童被锐器损伤的主要物品。比如，孩子在吃东西时拿着餐具跑来跑去，一旦摔倒就可能造成严重后果，轻则损伤四肢，重则损伤眼睛。

危险源辨识 **避免锐器伤害的注意事项**

对于年龄较大（6岁以上）的孩子，家长可以购买圆头或钝头的安全剪刀给孩子使用，平时注意教孩子安全使用剪刀的方法，反复及时地对孩子进行安全教育，防止孩子被戳伤。

对于3岁以下的孩子，家长应该为其提供儿童专用餐具。儿童就餐时，家长应注意在旁看护，不让孩子拿着餐具跑来跑去，以防摔倒后发生意外。

对于有孩子的家庭，家长应该把水果刀、剪刀、缝衣针、钉子、牙签、刮胡刀、除毛刀等危险物品放在孩子看不见、够不到的地方，比如家具的高处或上锁的柜子里。家里有曲别针、订书钉、笔等办公用品的，需收拾妥当，不要让孩子随意拿着玩耍。

告诫孩子在手拿铅笔、剪刀、筷子等尖锐物品时，不要随意玩耍嬉闹，以防手中的尖锐物品划伤自己或他人。

假期外出游玩时，教导孩子不要将冰棍、吸管、糖葫芦签、羊肉串签等物含在嘴里奔跑打闹，以防摔倒后伤及咽部，或造成更加严重的损伤。

教导孩子在外看到其他人使用刀具、锐器打闹玩耍时，要尽量远离。

知识拓展 **伤口出血的辨别和护理**

1. 按受损血管分类

（1）动脉出血：颜色鲜红，血液从近端伤口呈搏动性喷射而出，危险性大。

（2）静脉出血：颜色暗红，血液从远端伤口持续涌出，虽然相比动脉出血危险性小，但大静脉断裂同样十分危险。

（3）毛细血管出血：颜色鲜红，血液从创面呈点状或片状渗出，一般无危险性。

2. 按出血部位分类

（1）外出血：人体受伤后，血液通过破损的皮肤、黏膜流至体外，可从体表见到流出的血液，极易识别。

（2）内出血：身体受到外界暴力作用后，深部组织器官损伤，血液从破裂的血管流入组织、器官间隙或体腔内，或经气道、消化道、尿道排出，而未通过破损的皮肤、黏膜流出，从体表见不到流出的血液，如颅内血肿、肝脾破裂等。各种疾病也可能导致内出血，如肝硬化、胃溃疡等。

（3）皮下出血：身体受到外界暴力作用后，血液从破损的血管渗出，皮肤、黏膜并未破损，身体表面见不到血液。皮下出血伴有皮肤显著隆起时，称为"血肿"。皮下出血也可因各种疾病引起，如过敏性紫癜、白血病等。

现场急救 孩子被锐器伤害后，家长应该怎么办

一旦发生锐器伤害，家长切忌一味焦虑、紧张、惊慌失措，要沉着冷静地正确处理。

常用的止血方法为：直接压迫止血法、加压包扎止血法、填塞止血法、止血带止血法。

1. 直接压迫止血法

直接压迫止血法是现场急救中应用频率较高、较易掌握的快

捷、有效的即刻止血方法，可用于动脉、静脉、毛细血管出血的止血。在伤口覆盖敷料、手帕等后，以手指或手掌直接用力压迫，出血往往于数分钟后停止，然后可加压包扎。

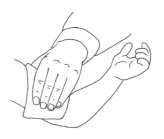

图1
直接压迫止血法

2. 加压包扎止血法

经直接压迫达到止血目的后，在伤口处加盖较厚的敷料，再用绷带适当加大压力进行包扎。

3. 填塞止血法

用于鼻腔、颈部、腋窝、腹股沟、阴道以及非贯通伤、贯通伤、较深的伤口、组织缺损等的止血。用无菌或洁净的布类填塞伤口，待填满、填紧后再加压包扎。

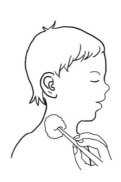

图2
填塞止血法

4. 止血带止血法

此法是用于四肢大动脉破裂出血时的重要救命方法，如果使用不当也可造成远端肢体缺血性肌挛缩或坏死、神经损伤、急性肾功能衰竭等。

（1）用止血带止血时的注意事项

①结扎止血带的部位。上肢结扎在上臂的上 1/3 段，避免结扎在中、下段，以防损伤桡神经；下肢结扎在大腿中段。尺骨与桡骨之间、胫骨与腓骨之间均有骨间动脉，止血效果较差。把止血带结扎在靠近伤口的部位，有利于最大限度地保存肢体。

②止血带不要直接结扎在皮肤上，应先用三角巾、毛巾或衣服等做成平整的衬垫缠绕在肢体上，再结扎止血带，以防造成局部损伤。

③止血带结扎的松紧以停止出血或远端动脉搏动消失为度（即以最小的力量达到止血的目的为最佳）。止血带包扎过紧可造成局部神经、血管、肌肉等组织的损伤；过松往往只可压迫住静

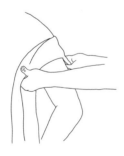

图 3-1
将止血带放在上肢 1/3 处

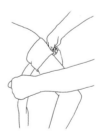

图 3-2
将止血带的两端向后环绕一周作为衬垫

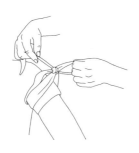

图 3-3

交叉后，向前环绕第二周，并打一
个活结

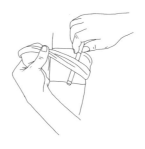

图 3-4

将一个绞棒（铅笔、筷子等均可）
插入活结内

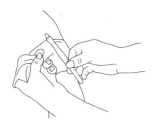

图 3-5

旋转绞棒至远端动脉搏动消失

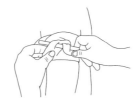

图 3-6

将绞棒的一端插入活结套内

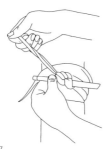

图 3-7

将活结拉紧

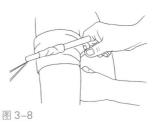

图 3-8

将止血带两端环绕到肢体后面打结，
注明结扎时间

脉，使静脉血液回流受阻，而无法阻断动脉血流，形成有动脉出血而无静脉回流，使得有效循环血量减少，从而导致休克或加重休克，甚至危及生命。

④结扎止血带的总时间不宜超过2~3小时，应每隔40~50分钟松解一次，以暂时恢复远端肢体的供血。此时如有出血，仍用压迫止血法止血。止血带松解5~10分钟后，在比原结扎部位稍低的位置重新结扎。如肢体已无保存价值，在转运途中可不必再松解止血带，以免加重休克。

⑤禁用无弹性的铁丝、电线、绳子等物品作为止血带。

（2）止血带的选取方法

①橡皮管。橡皮管止血带弹性好，易使血管闭塞，但口径过细易造成局部组织损伤。

②可通过绞紧方式止血的物品。可根据情况就便取材，如三角巾、围巾、领带、衣服、床单、窗帘等均可利用，将其折成平整的条带状，即可当作止血带使用。

急救新知

伤口异物的现场处理

●当刀子、钢筋、铁棍等锐器以及其他异物等刺入人体后，可能刺中大血管或重要器官，比如异物刺入胸背部，易伤及心脏、肺、大血管；异物刺入腹部，易伤及肝、脾等器官；异物刺入头部，易伤及脑组织。

○如果异物进入体内，千万不要让伤员活动，更不要贸然拔除异物，应尽量采取固定措施，使异物相对稳定，以防异物拔出或更加深入而导致大出血或加重损伤。可在异物两侧各放一卷绷带（或以卷紧的毛巾等物替代），也可在三角巾折叠成的条带中间剪一大小适当的豁口套住异物，再用绷带做"8"字加压包扎。

○伤口异物如果已经被拔出，应立即压迫出血部位、加压包扎，如果异物处于四肢，可以用止血带结扎止血。

○遇到以上情况，均应同时拨打急救电话120。

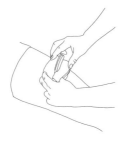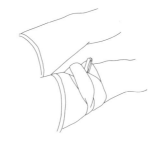

图4

伤口有异物时的包扎方法

⚠ 擦 伤

事故示警 运动会上的意外擦伤

9月中旬的一天，风和日丽、阳光明媚，是学校开运动会的日子。8岁的一博是北京某小学二年级的参赛者之一，他要参加的比赛项目是"十人九足"，就是每队10人，男生女生各5人排成一横排，相邻者的腿被系在一起，然后一起跑向终点，用时最短的队伍获得胜利。

这个项目主要是体现团队之间的配合，让小朋友学习团队合作和信任，锻炼个人协调能力。

比赛前期准备的时候是男女同学交叉排序，一博主动申请排在队伍的最边上。比赛就要开始了，所有人员已经就位，等待着裁判的信号枪。

"砰！"信号枪响了。

"一二、一二……"小队友们齐声喊起来。

"一二、一二、一二、一二、一二……"小队友们喊口号的节奏越来越快。

大家也跟着口号声奔跑了起来。

在到达终点时，大家要一起扑向垫子，但是在奔跑的过程中，队伍有点"偏离航线"，位置没有与垫子完全对齐。当其他同学扑倒在垫子上时，一博却扑在了地上，重重地摔了一跤。老师马上跑过去扶起他，并查看了伤情，发现他前额有点擦伤，鼻子也出血了，立即将他带到附近的医院进行救治。经检查，一博被诊断为左额皮下血肿，经治疗并无大碍。

儿童擦伤最常见的部位是膝盖和肘部，如果不慎跌倒在粗糙的路面上，容易造成膝盖、肘关节擦伤。儿童意外擦伤时，家长应该及时处理，避免伤口感染。如果不小心撞伤头部，情况严重的还会危及生命。因此，家长和老师一定要加强防范意识和防范措施。

危险源辨识　避免室内外擦伤的注意事项

1. 室内

（1）在房屋装修时要注意室内地面的选材，孩子活泼好动，如果地面太滑，孩子在跑动过程中可能会摔倒，轻则摔伤、重则骨折，如果摔到头部会有更严重的风险。

（2）在日常生活中，家长应提醒孩子不要在卫生间或厨房玩耍，并注意保持客厅或卧室地面的干爽防滑。

（3）在阳台、门窗、楼梯等地方安装护栏等保护装置。

2. 户外

（1）应让孩子在具有保护措施的场所玩耍，比如游乐园。

（2）如果孩子在公园等地奔跑，家长应尽量在旁边看护，做好安全防护措施。

（3）对于稍大的孩子，在运动前，应对其做科学热身运动指导。

（4）孩子在骑车、滑滑板或轮滑时，要注意为其佩戴安全头盔、护肘、护膝等保护装备。

（5）不让孩子在楼梯、路口等场地跑闹。

现场急救　孩子擦伤后，家长应该怎么办

孩子很容易因为摔跤或碰撞擦伤，受伤后孩子一般会哭泣或尖叫，家长不必惊慌，一定要冷静处理。

如果孩子发生擦伤，情况较轻则不用送往医院，在家可以直接处理；如果伤口仅有少量渗血，可以不用止血，待其自行凝固。

如果孩子擦伤后出血较多，应在伤口处加盖敷料，并以手指或手掌直接稍微用力压迫伤口，几分钟后出血就会停止，再对伤口进行包扎。

如果擦伤后的伤口较脏，应待止血后用清水或者生理盐水进行冲洗，确保伤口保持清洁。清洗干净伤口以后，使用碘伏进行局部消毒，然后包扎，避免伤口接触污物。如果受伤严重，则不应用水冲洗，以免将污物冲入伤口深部。

⚠ 断　肢

事故示警　**手指没了……这不是变魔术**

7月中旬，奶奶带着5岁的男孩嘉佳在外边玩耍时接到了嘉佳父亲的电话，原来是因为天气太闷热，嘉佳的父亲为他们买的电风扇送来了。奶奶和嘉佳都很高兴，马上赶回家让安装师傅把电风扇装上了。殊不知，一场悲剧即将来临……

"奶奶，这个就是电风扇呀？"第一次见到电风扇的嘉佳好奇地问奶奶。

"是呀，有了这个，大宝晚上就可以睡个好觉啦。"奶奶一边笑眯眯地回答，一边摸着嘉佳的头。

"好呀，好呀……"

安装师傅用了十几分钟就把电风扇装好了，并插上电源测试了一下电风扇。

"好凉快呀……"嘉佳高兴地又蹦又跳。

送走了安装师傅，奶奶转身去厨房洗水果，嘉佳独自在客厅吹电风扇。

嘉佳目不转睛地盯着电风扇。"电风扇为什么会出风呢?"嘉佳的脑海里想着这个问题,然后把手伸进了高速运转的电风扇……

哭声和尖叫声瞬间响起,嘉佳的食指、中指、无名指被飞速旋转的扇叶切断。一切发生得太突然,奶奶冲出厨房见到眼前的一幕,瘫坐在地上。一回过神来,她立刻跑向嘉佳,然后给孩子的爸爸打电话。她用一块干净的布把断指保存好,等到孩子爸爸赶回来后,马上带着嘉佳到医院进行了断指再植手术。幸好手术及时,嘉佳平安度过了再植手术后的关键期。

———

在现代社会,由机械性损伤和其他原因导致的肢体断离,尤其是手外伤呈增多趋势。手是全身所有器官当中使用和受伤频率最高的器官,手部功能受损,会对生活和工作产生严重影响。学龄前儿童的断肢意外伤害时有发生,因为这个年龄段的孩子有着强烈的好奇心,对危险的认识不足。父母对孩子的照顾不够周到,经常放任孩子独自玩耍,也是导致意外伤害多发的原因。

危险源辨识 **避免断肢的注意事项**

(1)为了避免断肢的发生,家长应尽可能避免孩子和利器接触,用刀的时候要小心。

(2)开关房门时,一定要注意孩子的手,千万别被夹伤。

(3)如果有条件,为家中有挤伤危险的物品加装保护套,比如马桶、冰箱、厕所门、卧室门等。这样可以大大减少孩子的手被夹伤的意外事故。

（4）不要让孩子玩自行车的链条，自行车链条夹伤孩子手甚至导致断指的事故屡见不鲜。

（5）家中的电动绞肉机或手摇绞肉机使用完毕后，必须放在孩子够不到的地方，以免发生悲剧。

现场急救　怎样处理断肢并避免二次伤害

当孩子发生意外伤害时，家长们往往会急着把孩子送到医院而忘记一些必要的紧急处理措施。当发生断肢事故时，家长应做好以下现场紧急处理措施。

1. 止血

立即采取有效的止血措施，如压迫止血、止血带结扎止血等，达到满意的止血效果后，再将断肢的残端包扎，并及时前往医院进一步处理。

2. 妥善保存断肢

（1）断肢必须保持干燥

不要用水或酒精等对断肢进行清洗、消毒或浸泡，否则组织细胞将受到严重破坏，失去再植条件。

（2）断肢需要低温保管

低温保管可以降低断肢的代谢率、耗氧量，让断肢耐受相对长时间的缺血、缺氧，为断肢再植赢得时间、创造条件。一般而言，断肢的保存温度以4℃左右为宜。0℃对较大肢体的血管影

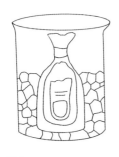

图 5
用双层塑料袋装好断肢

响较小，因为血管相对较粗、位置较深。而手指血管较细、位置较浅，血管遇冷过度收缩后，会使术后血流再通缓慢，甚至要经数小时才能再通、复温。另外，温度过低也会导致断指冻伤，从而失去断指再植的可能。具体做法如下：

①把断离的肢体用消毒的纱布或者洁净的毛巾等布类包裹后，再放入塑料袋内（最好用双层塑料袋），并将塑料袋封闭好。

②在另一个塑料袋内装入冰块（或冰棍、冰激凌等），再将装有断肢的塑料袋放入，迅速将伤员连同断肢一起送往医院。

3. 避免二次伤害

一旦孩子的手、足等部位被机器卷入，应立即停止机器，千万不要倒转机器，以免造成二次损伤。若肢体部分组织被嵌轧在机器中，也不应将相连的组织割下或强行撕下，以免造成无法弥补的损伤。

在转送途中，如果孩子的肢体没有完全断离，会因重力牵拉、车辆的震动、肢体扭转等因素而加重损伤，还可能会牵连重要的血管、神经。因此，在现场要就地取材，利用周围的木板、竹条等工具，将伤肢进行固定，避免在转运途中发生新的损伤，也可减轻伤者的痛苦。

断肢只要处理及时得当，尽早送到医院，再植的成功概率非常高。

断肢处理时的常见问题

○ 为什么不能冲洗、浸泡断肢？

冲洗、浸泡断肢，会使组织细胞肿胀、破裂，失去断肢再植的条件。

○ 为什么要放冰？

因为低温下断肢的代谢率低、耗氧低，相对来说，能够耐受更长时间的缺血、缺氧，为断肢再植争取更多的时间。

○ 为什么要用两层塑料袋？

如果只用一层塑料袋，一旦塑料袋破裂，断肢细胞被水泡得肿胀，就无法再植了，因此，建议用两层塑料袋。

○ 为什么要用布包上再放冰里，而不是直接放在冰里？

因为温度过低的话，血管会过度收缩，导致断肢再植后复温困难。

保存断肢最重要的原则有二：一是干燥；二是低温。

⚠ 头部碰伤

6月1日的下午，某幼儿园在举办儿童节晚会，幼儿园中班的孩子参加跳舞演出，5岁的小强就是其中的一位舞者。

在上场演出之前，李老师询问孩子们：

"哪位同学要小便？去的请举手。"

"我要小便……"有三位小朋友举手示意要去洗手间。

之后，老师带着孩子们回到教室门口，正好小强从教室里往外跑，因为跑得太快，"咣当"一声，小强的额头直接撞到了门框上，因为脚下不稳，一屁股摔在了地上。

当时李老师在小朋友的身后，根本没反应过来，鲜血从小强的额头上流了出来。李老师立马带着小强去了医院。最后，医生给小强的伤口缝了三针……

上面这个案例比较常见，不只是在幼儿园，是任何场所都可能出现的意外伤害，由于事情发生得太突然，以至于老师都来不及救助。

因为这类事情在生活中经常发生，所以家长们要时时刻刻注意，尽量避免或减少类似意外事故的发生。

原因探究 孩子发生磕碰伤的常见原因有哪些

孩子出现磕碰伤的根源主要有以下几个方面：

1. 家长与幼儿园方面

"养不教、父之过，教不严、师之惰。"对于儿童，尤其是学龄前儿童发生的安全问题，成人负有不可推卸的责任。

（1）缺乏法律意识、责任心与安全防范意识。如对于家长、老师及孩子的管理、教育、训练不足。

（2）缺乏科学的管理手段与相关的安全知识，如规章制度与日常工作流程、应对意外事件预案等的制定、完善、监督、落实以及具体的安全防范措施不全面。

（3）老师与家长的自身素质不足，如思想、道德、修养、伦理、文化、知识、能力等不足。

2. 儿童自身方面

"二抬四翻六会坐，七爬九站周会走。"1~3岁的孩子初具独立行动的能力，活动范围迅速扩大；3~6岁的孩子正值幼儿园阶段，接触外界的机会日趋增多；随着年龄的增长，小学、中学阶段孩子的知识、阅历、经验、独立意识、活动范围与日俱增，同时危险的范围、概率、程度也在不断增加。

（1）孩子生性活泼、好动、求知欲强、好奇心重等年龄特点。

（2）孩子缺乏生活经验、危险意识、辨别能力及预见性，正所谓"初生牛犊不怕虎"，孩子对危险的反应迟钝，缺乏逃生避险的知识和能力。

（3）孩子身体娇嫩、发育不完善，对于伤害的承受能力比成人差。

（4）有些孩子存在逆反心理，不听从大人的管教，也容易导致磕碰危险。

3. 社会方面

（1）公共场合的环境设计、布置，没有充分考虑到对孩子可能存在的不安全因素。

（2）房屋、家具、家用电器等物品的设计，没有充分考虑到未成年人的安全与健康。

危险源辨识 **怎样防范孩子头部磕碰**

（1）室内地面最好铺木地板，室内为水泥地面的应铺地毯。

（2）卫生间、厨房的地面应铺防滑材料。孩子的头部摔在水泥地面和摔在木地板上，结果是不一样的。

（3）尽量不要让孩子在视线较暗或视物不清的场地奔跑。斜坡、转角多的地方尤其容易发生撞伤和跌伤。当发生面部撞伤时，易造成鼻骨骨折。

（4）不让孩子在湿滑的地方或凹凸不平的地方奔跑，在这些地方非常容易因滑倒导致受伤。

（5）不管是白天还是晚上，一定要提醒孩子不要在楼梯上奔跑。近年来，因为在楼梯摔倒造成头面部损伤的病例逐年增多。

现场急救　头部磕碰伤后应该怎么办

1. 磕碰后有意识且正常

先查看孩子的意识、反应是否正常，孩子的手脚活动是否自如。从摔倒后的哭闹到伤口疼痛减轻，再到恢复常态，一般需要数分钟。在极少数情况下，伤口的疼痛和哭闹会导致孩子呕吐1~2次，之后症状慢慢消失。

这种情况下应该先查看磕碰部位是否出现肿胀、青紫等情况，如果出现，则是皮下出血（即由于外界暴力作用于身体，使血液从破损的血管内渗出，皮肤、黏膜并未破损，但可以看到皮肤"青紫"）。皮下出血时，应使用冰袋或冷毛巾敷受伤部位，使毛细血管收缩，以减少出血或渗出，从而减轻肿胀和疼痛。

2. 磕碰后有意识但不正常

如果孩子出现持续明显的头痛且不停地哭闹、叫喊、呕吐，尤其是喷射性呕吐或出现走路不稳、一侧肢体无力、感觉异常、失明或视力下降、突发斜视、听不清、说话不清等情况，无法回答问题或回答问题不准确、嗜睡、昏迷等，应尽快前往医院就医。

3. 磕碰后儿童无意识昏迷

如果孩子出现昏迷，应立即将其改为仰卧位，并开放气道；如出现呕吐，需要将孩子的脸偏向一侧，除去口中呕吐物，以免被误吸入气道引发窒息。尽量避免移动其身体，更不要随便移动头部和颈部，而应使其就地平躺。

4. 磕碰后出血

直接压迫伤口的压迫止血法是现场急救中应用机会最多、最易掌握、最快捷、最有效的即刻止血方法，一般用于小动脉、静脉、毛细血管的出血。用敷料、手帕覆盖伤口后，以手指或手掌直接用力压迫，出血多于数分钟后停止，然后加压包扎。如果孩子是鼻和耳朵出血，不要使用填塞止血法止血，在耳朵和鼻处擦去血液即可，并尽快拨打急救电话120，并将其送往医院。

5. 磕碰伤后动脉出血

抢救者用手指将出血部位近端的动脉血管按压在骨骼上，通过使血管闭塞、血流中断而达到止血的目的。这种方法是用于动脉破裂出血的临时止血措施，虽效果立竿见影，但不宜长时间采用，待出血量减少后，应该根据具体情况再选用其他有效的止血方法。

如果头部磕碰伤及颞浅动脉，具体操作方式是：家长在孩子侧后方，一手固定孩子头部，另一手拇指垂直压迫伤侧耳屏前上方约1.5厘米凹陷处，可感到动脉搏动，其余四指托住下颌。此法用于头部发际范围内及前额、颞部的动脉破裂出血。

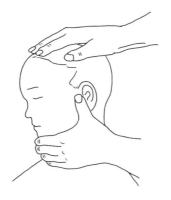

图6
头部止血手法

孩子头部磕碰伤后的注意事项

◎ 孩子头部磕碰伤的24小时内，需要密切关注其精神及活动状况。如果无头痛、呕吐、意识改变等症状，但是头皮血肿两周内没有消失，需前往医院进行治疗。

◎ 孩子头部磕碰伤1~2天出现明显嗜睡症状，很难被唤醒时，应及时送往医院做检查。受伤后的6小时内，白天睡觉每隔1~2小时唤醒检查一次，查看意识是否清醒，当天晚上睡觉时也要每隔2~3小时唤醒检查一次，以防昏迷未被发现。

踝关节扭伤

反复发生的脚扭伤

4月的春天还有些许的寒冷，小学三年级的刘磊喜欢打篮球，别看他才上小学三年级，身高已经160厘米了，是学校篮球队的一员。

晚饭后，妈妈在厨房刷碗，爸爸在客厅看篮球比赛。

刘磊说："爸，我想去学校打篮球，下周学校要组织篮球比赛，你陪我练练吧。"

"没问题呀，正好我也想活动活动。"爸爸欣然同意。

爸爸带着刘磊到附近学校的篮球场，这个学校也是爷俩儿经常来锻炼的地方。

晚上9点天色已黑，广场也要熄灯了，刘磊在回家之前想来一个"三步上篮"，面对无人防守的篮筐，刘磊铆足劲儿启动、起跳、送篮……但是在最后落地时，左脚脚跟踩在了一个被风刮过来的矿泉水瓶子上。刘磊跌倒在地上疼得不能动弹。爸爸跑过去把他扶到旁边坐下，脱下鞋和袜子查看伤情，发现他的左脚踝肿起来了，看来是崴脚了。

爸爸安慰刘磊道："没事儿，只是扭到脚了，休息一会然后起来活动活动，男孩子要勇敢。爸爸像你这么大的时候经常崴脚，不碍事儿……"

刘磊休息了一会，还能感觉左脚踝很疼，适应后能慢慢走路了。回到家后，爸爸被妈妈埋怨了两句，后来也没带刘磊到医院检查，只是让他在家休息了两天。

从此之后，刘磊在学校经常崴脚，最近一年内先后五六次崴脚。前几天，刘磊在和同学打篮球时又崴脚了，当时左脚踝关节就肿胀了，脚疼得无法着地，最后被老师和同学送到医院。

经医生检查，刘磊是左侧踝关节严重损伤，需要进行恢复救治。对于为什么刘磊最近一年会反复崴脚，医生说是因为最初几次受伤后，没有重视踝关节扭伤后的康复和及时处置，导致左脚踝关节韧带松弛。

危险源辨识 怎样避免踝关节扭伤

踝关节构造复杂、肌肉薄弱、负重大，急性踝关节扭伤十分常见。孩子在行走、奔跑、跳跃、上下台阶、上下坡、踢足球、打篮球以及追逐跑跳的过程中，都容易发生踝关节扭伤。

日常生活中，孩子在高低不平的路面上跑跳，易造成足内翻和外侧副韧带损伤，重者会并发踝关节脱位、骨折。

绝大部分急性踝关节扭伤为足内翻所致，主要会造成踝关节外侧副韧带不同程度的损伤，足外翻导致的踝关节内侧副韧带损伤则较少发生。

踝关节扭伤的主要表现为扭伤部位出现疼痛、压痛、肿胀、青紫、活动受限，严重者甚至踝关节脱位、骨折。因足内翻导致外侧副韧带损伤时，孩子在尝试足内翻时会因外侧副韧带受到牵拉而使疼痛加重。经休息后疼痛和肿胀可能消失，往往会出现因韧带松弛导致的踝关节不稳，从而反复扭伤，也就是我们常说的习惯性崴脚。平时应注意以下方面：

（1）儿童在进行运动锻炼时，尽量选择地面平整的地方，尽量不要在坑洼不平的路面锻炼，以预防踝关节损伤。

（2）儿童在运动锻炼时需要进行充分的热身活动，运动后需要做好整理和拉伸活动，保证踝关节肌肉得到充分的放松，从而避免踝关节扭伤。

（3）儿童在运动锻炼时应采取正确的动作，避免做危险动作、不用力过猛、不进行超负荷的运动，以减少或避免踝关节扭伤。

（4）儿童在平常的锻炼中应注意对踝关节肌肉的锻炼，增强踝关节的稳定性和灵活性。同时，在运动锻炼后可以按摩、推拿踝关节，消除局部肌肉的紧张状态，对于预防踝关节扭伤可以起到一定的作用。

现场急救 踝关节扭伤后应该怎么做

一旦发生踝关节扭伤，应做以下处理：

（1）立即停止行走、运动或劳动，取坐位或卧位。同时，可用枕头、被褥或衣物、背包等把足部垫高，以利静脉血回流，从而减轻肿胀和疼痛。

（2）用冰袋或冷毛巾冷敷局部，使毛细血管收缩，以减少出血或渗出，从而减轻肿胀和疼痛。在受伤后 48 小时内冷敷，每 2~3 小时一次，每次 15~20 分钟。冷敷时皮肤感觉通常会经历四个阶段：冷 – 痛 – 热 – 麻，当感觉麻木时，便可停止冷敷。

（3）冷敷后可用绷带、三角巾等布料加压包扎，以固定踝关节。亦可用数条足够长的宽胶布从足底向踝关节外侧及足背部依次粘贴，每块胶布压住前一块胶布的 2/3 处，以固定踝关节。无论是包扎还是用胶布固定，均应使受伤的外踝形成足外翻，或使受伤的内踝形成足内翻，以避免对受伤的副韧带或肌肉的牵拉，从而减轻或避免加重损伤。

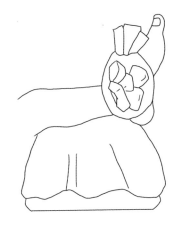

图 7
冷敷踝关节

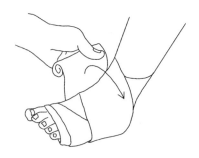

图 8
包扎踝关节

（4）如果发生骨折或怀疑骨折，应立即选用两块长约 30 厘米的木板或硬纸板、书报、杂志分别置于受伤部位的内外两侧，并在受伤部位加放棉垫、毛巾或衣物等，再用绷带或三角巾等物把两块木板进行固定结扎。

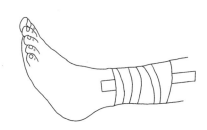

图 9
骨折的固定

（5）受伤后切忌推拿按摩受伤部位，切忌立即热敷，热敷需在受伤 24~48 小时后开始进行。

（6）将伤员送往医院进做一步诊断救治。必要时拨打急救电话 120，请专业急救人员做进一步处理。

扭伤后的错误做法

○受伤后立即热敷或按摩是极不可取的。热敷或按摩均可使毛细血管扩张，导致出血或渗出增多、肿胀加重。热敷需在受伤48小时后开始进行，此时热敷可以使毛细血管扩张，将渗出吸收，减轻肿胀。

○如受伤严重，应送往医院进一步救治，必要时拨打急救电话120，避免更严重的情况发生。

肘关节脱位

事故示警 **不当拉扯引发的悲剧**

3 岁的小然正处于满地乱跑的年纪，所以爸爸看护他的时候寸步不离。

一个星期天的早上，小然从自己的卧室跑向爸爸妈妈的卧室，准备叫他们起床。他想从床下直接跳到爸爸的床上，谁知道因为跳的力度不够，只跳到了床边。爸爸眼疾手快，一把抓住了小然的小手，小然也被吓了一跳，但是幸好没有摔倒，爸爸说了句"好危险，还好没摔倒"，但是随后妈妈就发现，小然的胳膊肘不能动了，还有点红肿。小然因为胳膊疼，也不敢动弹，急得哇哇大哭。爸爸妈妈也一时慌了神，不知道如何是好。

"赶快去医院看看。"奶奶说道。

两人赶紧穿好衣服，带着孩子去了医院。医生检查完，他们才知道孩子的胳膊脱臼了。

不过幸运的是，孩子就医及时，伤情也不是很严重，孩子脱位的肘关节已经复位。

肘关节脱位（桡骨小头半脱位）是婴幼儿常见的肘关节损伤。当肘关节伸直、前臂旋前位时，忽然受到纵向牵拉则容易造成桡骨小头半脱位。多见于 1~4 岁的孩子，其中 2~3 岁发生率最高，占 2/3，男孩比女孩发生率高，左侧比右侧发生率高。

最常见的是大人牵拉孩子的手上下台阶时发生桡骨小头半脱位；有时幼儿在睡眠中，翻身时上臂被压在躯干下也会引起脱位。

家长要避免做拉提孩子手臂的动作。一旦发生脱位，就容易多次反复地发生。所以，如果孩子有桡骨小头半脱位受伤史，家长跟孩子玩耍或牵拉手臂时，都要避免用力过大。如果家长拉着孩子的手时，正巧孩子摔倒，这时应顺拉着孩子的手势让孩子倒下，以避免其肘关节脱位。

现场急救 **发生肘关节脱位应该怎么办**

若孩子肘关节畸形、疼痛、活动受限，不要试图自己为孩子复位，而应将脱位部位固定，以防加重关节损伤，并尽快送往医院。其具体做法如图 10 所示。

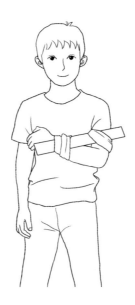

图 10

肘关节脱位的固定

⚠ 骨 折

事故示警 1 **前臂骨折的小强**

7月的仲夏正是雨季，大雨从早上一直下到中午，幼儿园的操场被小雨笼罩着。教室里，老师对小朋友们说：

"等雨停了老师带大家到操场上做游戏好不好？"

"好！"小朋友们异口同声地回答。

5岁的小强喊得最大声，对于他来说能去外边玩是让他兴奋的事。

小朋友们在午觉后被老师叫起来：

"雨停了，哪个小朋友想跟老师出去玩呀？"老师问道。

"我……我……我……"小朋友们一边喊着一边起床。

小强是第一个跳下床的，他很快就穿好了衣服等在门口。

全部小朋友整装待发后，由老师带着出了教室。出屋之后，小朋友们都非常听话地排着队走，但是顽皮的小强一个箭步就冲出队伍了。跑到操场中间的时候，他左脚踏到有积水的地方，一下子就摔倒了。摔倒后的小强愣了一下，然后号啕大哭。老师马上跑过来扶起小强，小强边哭边说胳膊疼。老师把小强的衣服袖子拉起来后看到胳膊有些红肿，一碰小强就会觉得非常疼。

老师连忙带着小强去了附近的医院，医生诊断小强为前臂骨折。所幸小强的伤不是很严重，经医生治疗后就回家养伤了。

事故示警2 呕吐不止的小飞

"医生！医生！快看看我的孩子。"医院走廊里传来一位父亲略带哭腔的声音。闻讯赶来的医生看见孩子呕吐不止，急忙询问原因，男人说孩子在网吧跟另一个孩子发生争吵，被推倒后磕到了头，起来后便一直这样……

原来，当天下午，13岁的小飞在网吧玩网络游戏，一个比他稍大的男孩一直在旁边看着他玩。后来，小飞起身想去厕所，但是游戏不能暂停，要不然就得退出，所以小飞想让这个男孩帮忙玩一会儿游戏。

半小时后，小飞从厕所回来想要接着玩游戏，大男孩表示还想再玩一会儿。小飞坚决不同意，于是两人发生了争吵。

在推搡的过程中，身强体壮的男孩不小心将小飞推倒，导致他的头磕到了地上，然后就开始呕吐不止。小飞的父亲听到消息立刻赶到现场，将儿子送往附近的医院。

事故示警3　下肢骨折的小鹏

8岁的小鹏是一名二年级的学生，由于父母都是运动员，小鹏从小就开始接受训练，所以身体素质特别好，刚上二年级就被选为校足球队的首发球员，同时也是最小的队员。

由于小鹏身体素质好，是个天生的运动健将，球技进步特别快，甚至比高年级的师兄技术都好。

一天下午放学后，小鹏背着书包到操场上等待训练。很多师兄也陆续到了训练场地，跑过来跟小鹏打招呼。

"小鹏，晚上我们好好踢下球呀，看看你最近是不是有进步了。"说话的正是中心小学六年级的小强。

小鹏马上回答："好的，师兄，我已经开始热身啦。"

体能训练之后，依旧是分组模拟训练，队员分为两组进行比赛。10分钟后场上的比分是1:0，小鹏所在的队伍落后1分。这时，小鹏开始着急了，进攻意识越来越强，就在冲入对方禁区的时候，后卫冲过来就要抢断小鹏脚下的球。谁知道，后卫飞铲过来的脚没有踢到球，却直接踢在了小鹏的右腿上，小鹏当即倒在球场上，抱着腿号啕大哭。

老师和同学们赶紧一起把他送到了医院，医生说小鹏的右腿是胫骨骨折，需要卧床休养1个月。

儿童的骨骼有两个特点：第一，婴幼儿的骨骼有一定的柔韧性，在遭到外界暴力作用时，可以出现一定的弯曲，因此又被称为"青枝骨折"，就像弯曲的树枝一样；第二，婴幼儿的骨骼细且纤弱，再加上儿童天性好动，身体稳定性、平衡性较差，因此，摔跤时更容易出现骨折，成人不经意的力量都有可能造成儿童骨折。

1. 骨折的原因

（1）直接暴力：受暴力直接打击而发生的骨折，如车辆撞击、重物砸压肢体造成的骨折。

（2）间接暴力：如高空坠落时，由足部或臀部先着地，造成的脊椎骨折或颅底骨折。

（3）肌肉拉力：如骤然跪倒或投掷物体用力不当发生的髌骨骨折或肱骨骨折。

2. 骨折的分类

（1）闭合性骨折：指骨折部位无皮肤、黏膜破损，骨的断端未与外界相通。

（2）开放性骨折：指骨折处有皮肤、黏膜、肌肉等软组织的破损，甚至骨的断端已与外界相通。

对于儿童来讲，骨折常见于运动损伤，在日常生活中应注意以下防范事宜：

（1）建议活动的时候佩戴护具，给予头部、颈部、腰部和四肢关节部位适当的保护。

（2）骑独轮车、自行车和踏板车时，应佩戴护具，避免或减少骨折的发生。

（3）参加身体接触、对抗性强的运动更要注意安全。

知识拓展 骨折后有哪些表现

骨折是指骨的连续性或完整性遭到破坏，常可以通过以下特征加以辨别。

（1）疼痛。在孩子摔倒后出现局部剧痛、压痛明显，如四肢出现骨折，会有纵向叩痛。

（2）肿胀。当孩子出现骨折时，骨折断端刺破周围血管、软组织及骨髓腔出血是骨折后局部早期肿胀的原因。

（3）畸形。当孩子出现骨折状况，骨折部位形态改变，如成角、旋转、肢体缩短等。

（4）骨摩擦音及骨摩擦感。即在骨折断端相互摩擦时所产生的声音及感觉。但禁止随意做此项检查，以免造成二次伤害。

（5）外出血（开放性骨折）。出现开放性骨折时，骨折处的肌肉、皮肤、黏膜破损，甚至可见骨的断端，常可发生外出血，严重的甚至会引起休克。

（6）功能障碍。骨头的运动、保护功能受到影响或完全丧失。

对于发生骨折或疑似骨折的孩子，必须立即在现场采取骨折临时固定措施，并非复位或矫正畸形。现场固定的目的是：

（1）限制肢体活动，从而避免或避免加重骨折的断端对血管、神经、肌肉及皮肤等组织的损伤。

（2）减轻疼痛，防止休克。

（3）便于搬运。

骨折的固定材料主要有：

（1）专业固定材料：材料种类繁多，如铝芯塑形夹板（SAM夹板）、充气夹板、真空夹板、躯干夹板、颈托、头部固定器等。

（2）就便取材：如现场无专业夹板，则应就便取材，如报纸、杂志、木板、硬纸板、木棍、竹片、竹竿、雨伞、手杖等均可利用。

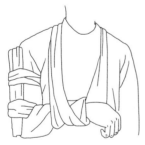

图 11

上臂骨折的夹板固定法

如果孩子不幸骨折，应按照以下方法进行及时、正确的处理，并拨打急救电话120。

1. 上臂（肱骨）骨折的固定法

（1）夹板固定法：将两块夹板分别放在上臂内、外两侧用绷带或三角巾固定夹板的上、下两端，再用小悬臂带将前臂悬吊于胸前，使肘关节屈曲，以限制肩关节活动。如果只有一块夹板，则放在上臂外侧，可利用躯干当作内侧夹板，分别用两条三角巾条带在对侧打结固定，再用小悬臂带悬吊前臂。

（2）书本、杂志固定法：将书本、杂志放在上臂骨折部位，分别用两条三角巾条带在对侧打结固定，再用小悬臂带悬吊前臂。

（3）躯干固定法：无夹板时，可将三角巾折叠成10~15厘米宽的条带，其中央正对骨折部位，将上臂直接固定在躯干上；再用小悬臂带将前臂悬吊于胸前，使肘关节屈曲。

2. 前臂（尺桡骨）骨折的固定法

（1）夹板固定法：将两块长度从肘至手心的夹板分别放在前臂的手掌侧与手背侧（如果只有一块夹板，则放在前臂手背侧），并在手心垫好棉花等软物，让伤员握好夹板，腕关节稍向掌心方向屈曲，然后分别固定夹板两端；再用大悬臂带将前臂悬吊于胸前，使肘关节屈曲。

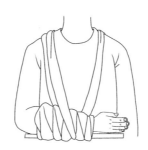

图 12
前臂骨折的夹板
固定法

（2）书本、杂志固定法：将书本、杂志放在前臂骨折部位，分别用两条三角巾条带固定，再用大悬臂带将前臂悬吊于胸前。

（3）衣襟、躯干固定法：无夹板时，可利用伤员身上穿的上衣固定。将伤侧肘关节屈曲贴于胸前，把手插入第三、第四颗纽扣间的衣襟内，再将伤侧衣襟向外反折、上提翻起，把伤侧衣襟下面与健侧衣襟上面的纽扣与扣眼相扣（亦可用带子将伤侧的衣襟下角与健侧的衣领系在一起），最后用腰带或三角巾条带经伤侧肘关节上方环绕一周打结固定，使上臂与前臂活动均受到限制。

3. 大腿（股骨）骨折的固定法

（1）夹板固定法：伤员仰卧，伤肢伸直。用两块夹板分别放在大腿内、外两侧。外侧夹板长度从腋窝至足跟，内侧夹板长度从大腿根部至足跟，关节处与空隙部位加衬垫；先用约15厘米宽的条带分别固定骨折部位上、下两端，再分别固定胸、腰、膝、踝部，踝部与足部应采用"8"字形固定，以免伤侧足部外旋而加重损伤。若只有一块夹板，则放于大腿外侧，可将健肢当

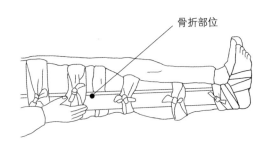

骨折部位

图 13

大腿骨折的夹板固定法

作内侧夹板。

（2）健肢固定法：无夹板时，可用约 15 厘米宽的条带将伤肢与健肢定在一起，两膝与两踝之间应加衬垫，先固定骨折部位上、下两端，再固定膝关节以上与踝关节处，踝与足部应采用"8"字形固定。

4. 小腿（胫、腓骨）骨折的固定法

（1）夹板固定法：用两块长度从大腿下段至足跟的夹板分别放在小腿的内、外两侧（若只有一块夹板，则放于小腿外侧，将健肢当作内侧夹板），关节处加衬垫后，先固定骨折部位上、下两端，再固定大腿中部、膝部、踝部，踝部与足部采用"8"字形固定。

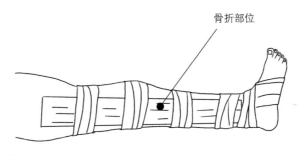

骨折部位

图 14

小腿骨折的夹板固定法

（2）健肢固定法：无夹板时，用布带将伤肢与健肢固定在一起，两膝与两踝之间应加衬垫，先固定骨折部位上、下两端，再固定膝关节以上与踝关节处，踝与足部应采用"8"字形固定（参看"夹板固定法"）。

5. 下颌骨骨折的固定法

将三角巾折叠成一掌宽的条带状，再将条带的 1/3 与 2/3 交界处置于颏部，兜住两侧下颌，分别盖住双耳，通过头顶正中部位，并在一侧耳上旋转、交叉，然后再从两眉上通过，两底角在对侧相遇、打结。

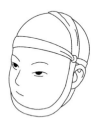

图 15
下颌骨骨折的固定法

6. 肋骨骨折的固定法

第 4~7 肋骨骨折发生率较高。可用 3 条三角巾，均折叠成约 4 厘米宽的条带，分别围绕胸部紧紧包扎，于呼气末时在健侧腋前线打结，固定后再用三角悬臂带悬吊伤侧前臂。

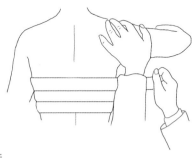

图 16
肋骨骨折的固定法

7. 骨盆骨折的固定法

骨盆骨折可造成腹膜后血肿、大出血，导致休克，甚至迅速死亡，还可造成膀胱、尿道、直肠及神经损伤。骨盆骨折时，可先用三角巾固定臀部，再在两膝关节之间加用衬垫，用条带将两侧膝关节固定在一起。

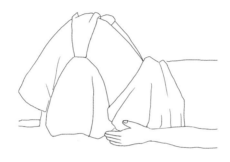

图 17
骨盆骨折的
固定法

急救新知

骨折固定时的注意事项

● 遵循先救命、后治伤的原则，如心跳、呼吸已停止，应立即进行心肺复苏术（cardiopulmonary resuscitation, CPR）；如有大血管破裂出血，应同时采取有效的止血措施。

● 开放性骨折，必须先止血，再包扎，最后固定，顺序不可颠倒；如为闭合性骨折，则可直接固定。

● 下肢或脊柱骨折，应就地固定，尽量不移动伤员，以防加重损伤。

○ 夹板的长度必须能够扶托整个伤肢，夹板长度应包括骨折部位两端的关节。

○ 夹板等固定材料不要直接与皮肤接触，要用棉垫、毛巾、衣物等柔软物垫好，尤其骨突部位与悬空部位更要垫好。

○ 肱骨或尺、桡骨骨折固定时，均应使肘关节屈曲，角度略小于90°，呈80°~85°（即手要高于肘），再用悬臂带将前臂悬吊于胸前；股骨或胫骨、腓骨骨折固定时，均应使膝关节伸直。

○ 严禁将断端送回伤口内，以免加重伤口污染与损伤。

○ 固定的目的只是限制肢体活动，不要试图复位。如肢体过度畸形，可根据伤情沿伤肢近端长轴方向牵拉、旋转骨折远端肢体，使其大致对位、对线即可，然后加以固定。

○ 四肢骨折固定时，必须先固定近端、后固定远端。如顺序相反，可导致骨折处再度移位。

○ 四肢骨折固定时，应尽量露出四肢末端，以观察血液循环情况，如伤者出现苍白、青紫、发冷、麻木等表现，应立即松解，并查清原因，重新调整夹板的位置或松紧，以免肢体缺血、坏死或损伤神经。

⚠ 高空坠伤

 事故示警 1 **游乐气垫潜藏的危险**

7月中旬的一个周末,白先生和白太太带着女儿娜娜去商场购物。在商场的门口有一个巨型充气游乐气垫。女儿吵着要上去玩,白先生与太太拗不过,只好答应了。

白太太跟女儿说:"你和爸爸好好在这里玩儿,妈妈去逛会儿街,一会就回来找你们。"

女儿高兴地说:"好的,妈妈,你晚点回来……"

爸爸抱起女儿说:"你好好逛街,我们在这儿等你回来。"

于是白太太就去逛街了,白先生在休息区玩起了手机,女儿在游乐气垫上玩得不亦乐乎。

突然,一阵狂风吹过来,将游乐气垫吹了起来,上面的5个孩子也随着气垫腾空而起,瞬间就升到三四米高的空中,并翻滚着向远处冲去。气垫的绳索也断了,气垫最后挂在了一根电线杆上,气垫上的5个孩子也随之从将近3米的高处落了下来,有的摔在了地上,有的摔在了摩托车上,现场一片惊慌。这时,白先生才反应过来，立即冲向女儿。

白先生抱起满身鲜血的女儿大声喊着："娜娜，娜娜，醒醒！"

白先生抱着女儿冲向附近的医院，经诊断，孩子身体有多处骨折和外伤。

事故示警2　从楼顶跌落的笑笑

8月的一天，重庆沙坪坝区一栋老旧居民楼内上演了惊险的一幕：一个年仅6岁的男孩笑笑在小区内跟小伙伴们玩捉迷藏，他跑到自家楼顶躲藏，没想到不慎从楼顶跌落。

好在楼下有很多的树木，笑笑的啼哭声被居民发现，居民张大妈立即拨打了急救电话120。

先赶来的是笑笑的父亲，他看到满身污渍的笑笑躺在地上一边哭一边喊疼，十分紧张，立刻就要冲上去把笑笑扶起来。

旁边的人马上大喊道："不要动！如果伤到了脊柱或者颈椎，移动不当会造成二次危险！等等医生。"

爸爸连忙点头，并不断安抚笑笑。

当急救车赶到现场后，医务人员在对笑笑进行了初步检查后，将他抱到了担架上，送到医院做了进一步检查。

事故示警3　没有防护栏的阳台

4岁的小红平时由奶奶照看。一天，奶奶让小红在客厅玩，自己去厨房做饭。

　　因为家里的阳台没有安装安全防护栏，小红在阳台上玩的时候，不小心从 4 楼的窗户掉了下去。所幸，楼下是小树林。小红掉落到树枝上，经过一层层的缓冲后才掉在地上。即便如此，小红也发生了非常严重的损伤，股骨、胫骨、肱骨、胸椎、颈椎都发生了骨折。

　　学校放寒暑假期间，双职工父母常把孩子锁在家里，孩子独自在家时，高空跌落意外事件偶有发生。据统计，大多数家长缺乏安全意识，其中有 44.6% 的家长会经常或偶然把 12 周岁以下的孩子单独留在家中。建议住二楼以上的家庭在窗户、阳台、楼梯等处安装安全防护栏，避免孩子从楼上坠落。

危险源辨识　怎样预防孩子坠落

　　（1）孩子天生好动且好奇心重，缺乏安全意识，所以家长不论在什么时候，都不要将年幼的孩子单独留在家中。

　　（2）向孩子灌输安全意识，告诫孩子不要擅自攀爬高处，让孩子知道人是不能从高处跌落的。可以在家里用玩具模拟高处坠落的场景，让孩子意识到高处坠落的危险性。

　　（3）不要把床、凳子、椅子等物品放在窗前与阳台上，也不要在窗边放置太多杂物，以免孩子爬上桌椅后，从窗口坠落。

　　（4）安全防护栏必须是竖栏，不得设置横向护栏；护栏的高度不应低于 120 厘米、栏间距离不应大于 10 厘米。安装窗栏、楼梯的高度和坡度应考虑孩子的身高。

（5）教育孩子不要踩踏井盖，以防井盖翻转、坠落井下。

（6）乘电梯时，待电梯门开启后，必须看到地板再进入电梯，以防坠落到电梯井中。

现场急救　当孩子坠落时，家长应该怎么办

（1）如果孩子全身无力，不要移动孩子；发现孩子有恶心、呕吐症状时，不要给孩子喂食物和饮料。

（2）当发现孩子手脚可能有骨折、脱位时，应该立刻用绷带或夹板等材料进行固定。固定之前，应在骨突处垫上棉花等软物，防止突出部位皮肤损伤。在没有夹板或绷带时，可用三角巾、腰带、头巾、绳子等代替。

（3）当伤口裂开很大、出血较多时，可用干净的毛巾或纱布盖在伤口上，并以直接压迫止血法止血，并及时送往医院。

如出现以下情况应立刻将孩子送往医院进行抢救。

（1）头部受伤后，出现意识丧失、恶心、呕吐。

（2）胸部、腹部受伤，呼吸困难、脸色苍白、血压下降。

（3）摔伤后尿血。

（4）伤口较大，出血量较大。

⚠️ 鼻腔异物

有一位妈妈发现自己 4 岁的女儿脾气莫名的暴躁，总吵着说鼻子不舒服，晚上睡觉时打呼噜，还会不定期出现鼻出血。当孩子流出有点臭味的脓鼻涕时，这位妈妈一开始还以为孩子因感冒引起了鼻炎，便带着孩子去诊所打消炎针。

但是针打了一周都没有效果，于是带着孩子来到妇幼保健医院。在医院的耳鼻喉科，医生发现在孩子右侧鼻腔里有个粉红色的异物。医生一边安慰孩子，一边通过医疗仪器将异物取出，这异物正是孩子平常玩的橡皮泥。

原来，前几天，幼儿园老师教小朋友用橡皮泥捏各种东西。孩子由于好奇把一小块橡皮泥塞进了鼻孔，由于越捅越深，最后没办法弄出来。孩子害怕挨骂，在幼儿园没有跟老师说，回家后也没有跟爸爸妈妈说。所以，老师和家长都不知道。

前些天,阿飞的爸爸带着2岁的阿飞来到医院跟医生说,孩子的鼻子最近总流脓鼻涕,所以爸爸就用照明灯检查了一下阿飞的鼻孔,发现其中一个鼻孔内有反光的异物,爸爸看不出来是什么,所以带着小阿飞来到医院。

听完阿飞爸爸的介绍之后,医生利用前鼻镜检查后发现异物停留在鼻阈后方,需要利用设备才能取出。但是,由于害怕,阿飞又哭又闹,完全不配合治疗。后来在家长的协助下,医生顺利取出了异物。

被取出的异物表面看起来像一颗钻石,实际质地为塑料,下部还有一个金属底托,直径为30毫米左右。医生告诉孩子的爸爸,这个是一个类似于水钻的金属异物。如果这个异物再深一些,特别是往后滑入鼻道的话,很有可能会落入气管,造成孩子窒息。即便没有落入气道,异物在鼻腔内存留的时间过久,也极易引起鼻塞、鼻出血、流脓等上呼吸道感染症状。

异物被取出后,阿飞不再哭闹了,状态比来的时候好了很多。在医生的叮嘱下,孩子的爸爸表示以后一定对孩子细心照顾。

知识拓展 鼻腔异物的表现症状

根据进入鼻腔异物的性质、大小、形状、所在部位、刺激性强弱和滞留时间的长短，鼻子会出现不同的症状。

（1）如果是比较光滑的物体进入鼻腔，鼻子除有异物感外，可数周或数月不出现其他症状，孩子也不会太在意。

（2）如果是比较尖锐、粗糙的物体进入鼻腔，可损伤鼻腔，引发溃疡、出血、流脓和鼻塞等症状。

（3）异物在鼻腔内存留时间过久，还极易引起鼻塞、鼻出血、流脓、上呼吸道感染等症状。

（4）豆类等食物或植物进入鼻腔后，会因膨胀引起鼻塞、喷嚏，还会有脓性分泌物及异臭味。

由于鼻腔异物好发于儿童，儿童往往无法准确交代病史。所以，当家长发现儿童单侧鼻孔流脓鼻涕，鼻涕中带血，且呼气有臭味等症状时，要立刻带孩子前往医院进行检查。

危险源辨识 怎样预防孩子出现鼻腔异物

儿童鼻腔异物多发于 2~4 岁的孩子。由于孩子好奇心强，在独自玩耍时容易把小东西塞进鼻腔，如果父母未及时察觉，有可能会发生严重后果。

比如，孩子在玩耍时误将花生米、玻璃球、纸团、玩具零件、果核、纽扣、珠子、小豆粒、笔帽等微小物品塞入鼻孔。有的孩子不敢告诉家长，往往直至发生感染和出血，才被注意到。

对于预防儿童鼻腔异物，家长应注意从以下几个方面进行防范：

（1）平时要尽量避免给孩子玩尖锐的细小器物。

（2）外出游玩时，挑选昆虫较少的地方玩耍。

（3）细小的物品在使用和收纳时要格外小心，不使用时要放置在孩子不易触碰到的地方。

（4）及时检查玩具上即将掉落的小物件，并进行整修或加固。

（5）教导孩子在吃饭时不要玩耍或说话。

（6）教导孩子不要把食物、玩具等小物塞入鼻腔。

现场急救 **孩子鼻腔有异物时，家长应该怎么办**

（1）异物进入鼻腔后，多数停留在鼻孔浅处，对于稍大的孩子，可以让其低头张嘴吸气后再紧闭嘴，手指按住没有异物一侧的鼻孔，用力擤鼻，以排出鼻内异物。如果一次不行，多试几次，尽量把异物擤出。但这种方法不适合较小的宝宝，因为他们听不懂、不配合，极易把异物吸入鼻腔深处，造成更大的麻烦。

（2）当昆虫进入鼻腔时，不要乱掏，同样使用擤鼻涕的办法，从鼻子外部按紧没有昆虫的一侧，通过气流将昆虫冲出去。

（3）对于柔软易碎的异物，

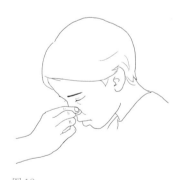

图18

鼻腔异物的擤出方法

可以分多次取出，防止因为操作不当把异物又塞回鼻孔。

鼻腔异物处理常识

○使用各种办法都无法取出的异物，或在取出的过程中已经进入鼻腔深处、无法再用常规方法取出的异物，尤其是圆形的物体，一定不要尝试用镊子去夹，否则物体可能会因为没有着力点而滑入鼻腔更深处。

○异物进入鼻腔深处后，有可能通过后鼻孔落入食道、胃内，一般而言问题不太大；如果异物通过后鼻孔落入气道，极易导致气道梗阻、窒息，甚至迅速危及生命。因此，异物进入鼻腔深处后，应该让孩子低头弯腰、张口用嘴呼吸，以防止异物进入食道或气道。

○孩子哭闹时可能会将异物吸入气道，严重时会引起窒息，甚至危及生命。

○当发现孩子鼻腔有异物时，应及时到医院耳鼻喉科就诊，由医生根据异物的性质、大小、形状、所在部位等采取相应的方法取出。

⚠ 眼内异物

📶 **事故示警1** 痛苦尖叫的小欢

某天上午，幼儿园大班的两位老师组织孩子们进行户外活动时，突然听到小欢痛苦的尖叫声……

老师马上跑过去查看情况，小欢哭着说是小乐在挥动铅笔时把他的右眼扎了。

原来，小欢与小乐在一起玩的时候，小乐手里拿着铅笔。两人坐在一起开心地唱歌，小乐在挥舞手臂的过程中不小心将铅笔扎到了小欢的眼睛里……由于事发突然，老师立即把小欢送到医院医治。经过8天的住院治疗，小欢的右眼后囊被切除，同时植入人工晶体……

📶 **事故示警2** 飞出的注射器针头

张家和李家住在同一栋楼，两家的孩子斌斌与阿龙是同学。一天下午，学校要求家长带领孩子到指定的医院接种疫苗。斌斌的父亲正好休息，于是他就带着两个孩子去接种疫苗。

在从医院返回的途中，斌斌的父亲想去厕所，就让孩子们在医院门口等他一会儿。两个孩子在医院门口拾得一次性注射器，于是就注水后互相射水玩耍。

没想到，阿龙手中的注射器针头突然飞出，恰巧刺中斌斌的右眼。斌斌随即捂住眼睛痛苦地哭喊，闻讯赶来的父亲跑出来看到这种情况，马上抱起孩子奔回医院找到医生。

经医生诊断：斌斌右眼化脓性眼内炎、右眼穿透伤，伤情严重……

知识拓展　眼部受损的常见症状

我国的眼外科调查机构数据表明，儿童眼外伤约占外伤总数的 1/4，致盲率高达 60%~70%。不同年龄段孩子的常见眼外伤原因也不同：

（1）新生儿时期（0~28 天），眼外伤主要由于产钳助娩或助产者的操作不当引起。

（2）婴幼儿时期（0~3 岁），眼外伤主要由于幼儿自己的指甲、玩具的棱角或走路不稳跌倒碰伤而引起。

（3）学龄前时期（4~6 岁），眼外伤主要因孩子缺乏生活常识，容易出现刀、竹签等锐器刺伤，以及在游戏中误伤。

孩子眼睛受伤的情况各有不相同，以下是一些常见的眼睛受伤情况及其症状：

（1）眼内异物

常见的眼内异物有睫毛、沙粒、小虫、木屑等，异物进入眼内，会引发眼内异物感，还会引起眼睛疼痛、怕光、持续流泪。如果是硬性异物，还可能刮伤眼角膜。

（2）眼部化学品灼伤

如汽油、石灰、氨水、热油、定型水或肥皂水、洗发水等化学物质或试剂溅入眼内，会导致眼睛发红、疼痛、烧灼感等。

（3）眼部挫伤

眼睛受到钝器挫伤后，会出现出血、肿胀、怕光、视力减退等症状。

（4）眼球穿透伤

眼球穿透伤多是由异物刺入眼球所致，会导致眼睛当即出血或有水样物流出，视力减退或失明，眼睛疼痛、畏光、流泪。

（5）电光性眼炎与雪盲

电光性眼炎，指眼睛因受到电弧光的强烈照射导致的暂时性失明，多见于直视电焊发出的电弧光引发的眼伤。

雪盲，指由于日光中强烈紫外线的照射或反射导致的暂时性失明。雪地在日光照射下的反射率高达95%，直视有阳光照射的雪地几乎等于直视阳光。雪盲一般在滑雪时或长时间直视阳光照射的雪地时发生。如果发生过多次雪盲，会使视力逐渐减退，甚至会永久性失明。

危险源辨识 **怎样避免孩子出现眼内异物**

（1）家长不要给孩子弹射性玩具（如弹弓、箭等），以及有其他有危险（带刃、易碎材料制成）的玩具。

（2）为家中有棱角的家具加上软垫，小心收纳家中有尖锐角的生活用品，如牙签、铅笔、筷子等，不要让孩子轻易拿到。

（3）收好家中的洗涤、消毒类物品，避免孩子接触，在使用洗发水、沐浴露、洁厕灵、84消毒液等物品时，应注意不要溅入孩子的眼睛。

（4）不要让孩子观看电焊弧光或在阳光较强的雪地上玩耍。滑雪或去有雪的地方应佩戴深色护目镜。

（5）节假日让孩子远离爆竹爆炸点，避免爆竹碎片进入眼睛。

（6）避免孩子的眼睛被猫狗等宠物抓伤。

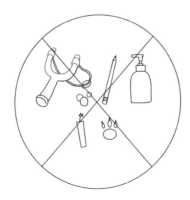

图 19
让孩子远离危险物

现场急救 不同情况的眼伤处理方法

1. 眼内异物

（1）孩子眼内有异物时，告诉孩子不要用手揉擦眼睛，否则可能会使异物嵌入角膜，引发更严重的伤害。

（2）当进入眼内的是眼睫毛、微尘、小虫时，可以等待其随眼泪排出，也可用流动的清水把异物冲洗出来。

（3）如果进入眼内的是木屑、碎玻璃、金属碎片等硬性异物，千万别让孩子用手揉眼睛，以免造成损伤，应让孩子闭上眼睛，不要转动眼球，用洁净的布类覆盖眼睛，再用布类制作一大小适当的垫圈放在眼周，并扣上大小相适应的小碗，再进行包扎，以防压迫眼球、加重损伤。

（4）经上述处理后，应立即送往医院。

2. 眼部化学品灼伤

（1）千万不要自行用任何化学物来"中和"。

（2）立即用大量清水冲洗，用手指扒开上下眼睑，持续彻底冲洗 20 分钟，冲洗时转动眼球，以便彻底清洗，否则滞留在眼睛深处的化学物质会加重眼睛损伤。

（3）经上述处理后，应立即送往医院。

3. 眼球或其周围被锐器割伤

（1）用洁净的布类轻轻盖住眼睛。

（2）严禁拔出刺入眼内的异物，严禁用水冲洗眼睛。

4. 眼部挫伤

（1）受伤后眼睛会出现红肿，可用毛巾包住冰袋或冰激凌等冷物进行冷敷，目的是使伤眼周围的血管收缩。24 小时后改为热敷，以促进渗出吸收。同时可口服一些抗生素药物，以防感染。

（2）如果眼睛受伤时只有少量出血，一般可自行吸收，可以滴入抗生素眼药水，并应及时送往医院。

5. 眼球穿透伤

（1）不要强行扒开眼睑或压迫眼球，因为任何外力都可能使眼睛的损伤加重，甚至造成失明。

（2）可用冰袋或冷毛巾冷敷面部以帮助出血伤口减少出血。

6. 紫外线眼炎（雪盲）

（1）让孩子闭眼，并迅速将其转移到光线微弱的地方。

（2）让孩子尽量减少用眼或转动眼球，躺下休息静养。

（3）如果发生了电光性眼炎或雪盲，可用人奶或鲜牛奶滴眼，每次 5~6 滴，每隔 3~5 分钟滴一次。牛奶需要先煮沸消毒，等凉透后才可用。

（4）在恢复的过程中，为孩子戴上眼罩或用干净的纱布、毛巾、手绢等为其盖住双眼。

（5）用冰湿毛巾冷敷前额，降低疼痛感。切不可热敷，以免加重伤情。

⚠ 耳内异物

)) **事故示警 1** **耳朵里的不速之客**

　　近日，5 岁的小健总觉得耳朵里有东西在动，可是用手又抠不出来。这天早上小健跑到爸爸面前说：

　　"爸爸，我耳朵里面好像有东西。"

　　"来，让爸爸看看。"爸爸抱起小健说道，"是不是想跟爸爸一起玩呀，但是爸爸要上班啦……"

　　妈妈说："你先去上班吧，他说耳朵不舒服已经有好几天了，我带着他去医院看看。"

　　医生经过检查，发现小健耳朵里有个小虫子，并用医疗设备把小虫子夹了出来。妈妈这才想起来，周末全家去公园玩的时候，小健独自跑到树林里玩了一阵，回来后就吵着耳朵里有东西，开始以为是耳屎，没想到真的有虫子进了耳朵。还好及时来医院，否则后果可能会很严重。

事故示警2　落入耳朵的珠子

某日中午，一位女士带着她6岁的女儿匆匆跑进医院，在走廊里大声喊道"医生，快给我女儿看看吧，她耳朵里有颗珠子"。年轻的女士急切的呼喊声惊动了医生，医生赶紧来到母女俩跟前。

6岁的孩子叫甜甜，一个星期前在跟小伙伴玩耍时，将衣服上的一颗配饰塞进了自己的耳朵里。由于担心父母责怪，甜甜想自己悄悄地用手掏出来，没想到越掏越往耳道深处移动，最后完全堵塞了耳朵。由于配饰在耳道内的挤压，甜甜疼痛难忍，这才告诉了妈妈。

医生对甜甜进行详细检查后，确定其外耳道内有一长条形状的异物，且异物位置较深；已经贴近鼓膜，以正常方式取出的难度相对较大，在操作过程中稍有不慎就会损伤到鼓膜。

经过医生的反复讨论，最后决定用勾状器械将异物勾出。在医生的操作下，甜甜耳道内的异物被取了出来。因为甜甜的耳道壁被异物压迫了一个星期的时间，已经出现充血、感染的现象。

———

放假期间，小朋友在家里自由玩耍的时间比较长，异物进入耳道的事件也比较频发，家长们应该提高警惕。

孩子耳内进入的异物，大致可分为三类：动物类、植物类和金属塑料类等，其中以小虫子、蟑螂或者其他圆滑颗粒物较多，如小玩具、豆子、小钉子、小石子等放进去容易，取出来却很难，因为耳道狭窄、弯曲，又很娇嫩，稍稍一碰就会疼痛，孩子往往不配合。

当虫子进入耳内时，孩子往往能感觉到响声。小虫子可能会自己爬出来，但大虫子由于不能转身，也不能后退，就会滞留在耳内。时间一长，虫子就会死在耳内，发出臭味，导致耳内感染，甚至引发其他严重并发症。

耳道分为外耳道、中耳和内耳，异物一般在外耳道。一旦异物进入孩子耳内，家长不要强行掏取。因为外耳道是一条从外耳道口至鼓膜的弯曲管道，呈反"S"形，这是人体的一种自我保护机制。管道弯曲的部位比较狭窄，较大的异物就会卡在此处，较小的异物则可更加深入，进入内耳道，甚至到达鼓膜。如果取出异物的方法不当，一方面可能把异物越捅越深，使得取出异物更加困难。另外，容易引起耳内感染，破坏耳道的自洁功能。

———————

家长要及早发现孩子耳内异物，应做到以下几点：

（1）如果发现孩子耳朵不舒服或老抓耳朵，应该带孩子上医院查一下。

（2）对于婴幼儿，家长要注意儿童所能接触到的物品是否适合给孩子当作玩具。

（3）家长平时应培养孩子对各种物品的了解，如教育孩子不能往耳朵里乱塞东西，在日常生活中随时随地告诉孩子什么是危险。

现场急救 孩子耳内进入异物后，家长应该怎么办

在日常生活中，有的孩子因错误的取出方法，导致外耳道炎，耳道红肿，疼痛明显。这时，孩子往往不配合医生。外耳道炎的特点是向后上方牵拉耳朵时，耳道剧烈疼痛，如果耳道肿胀明显，可能会使得短期听力下降。异物取出后，一般炎症便可消退。如果鼓膜损伤，可能会引起听力障碍。

（1）如果进入耳内的异物是比较滑的东西，而且位置比较靠外，在孩子配合的情况下，家长可以用镊子、耳挖勺等将异物取出；如果是尖锐的物品，则应到医院就诊，以免造成损伤或加重损伤。

（2）如果孩子耳内进入了昆虫，可以先在耳朵内滴食用油使耳内的昆虫窒息而死，然后把耳朵朝下，使昆虫连同油流出。也可利用虫的趋光性，用手电筒向耳内照射，利用光亮将虫子诱出。另外，还可吸一口香烟，用吸管将烟吹入耳内，昆虫也可被烟熏出。

（3）如果孩子的耳朵进了豆类等，千万不要用水冲洗，因为豆类遇水膨胀，会刺激外耳道皮肤，导致感染，有时还会引发剧烈的疼痛。

气道异物

事故示警1 **卡在气管里的花生米**

一天晚上，张先生、张太太和 2 岁的儿子亮亮一起吃晚饭。晚餐期间，亮亮看着爸爸吃着东西，嘴里吧唧吧唧地在动，也跃跃欲试地想吃东西。于是，张先生便给了他一颗花生米。

为了逗亮亮开心，张先生在筷子尖上蘸了点白酒给亮亮舔了一下，结果亮亮被白酒辣得面红耳赤，逗得张先生哈哈大笑，妈妈给亮亮喝水后有所缓解。

到了睡觉时间，妈妈发现亮亮烦躁不安，声音沙哑，说不出话来，脸色也逐渐青紫。于是赶紧把亮亮送到医院进行抢救，结果在气管镜下发现花生米已经进入双侧支气管，亮亮昏迷不醒，情况十分危急。

原来，在晚上吃饭的时候，亮亮被酒辣的时候将花生米呛到气管里了，但是当时是不完全梗阻，所以才出现后来的这种情况。

大约半个小时后，花生米被异物钳取出，之后亮亮的意识逐渐清楚。医生说，如果亮亮送来的不够及时，将很难抢救回来。

事故示警 2 果冻"险于虎"

李先生与李太太在市里开餐馆，平时生意非常忙，没时间照看孩子，3岁的孩子通常就在一边自己玩。

有一天，在餐馆用餐的客人张某发现在一旁独自玩耍的孩子脸色发青，双手不停地挥舞，看到桌子上摆放着的果冻壳瞬间明白了，马上对周围的人喊道："这孩子吃果冻被噎着了，快来看看。"

但此时正是用餐高峰期，餐馆里的客人比较多，孩子的爸爸妈妈忙得根本顾不上孩子。几分钟之后，孩子出现了窒息症状，呼吸急促、脸色青紫。爸爸赶忙跑了过来，看到这个情况急得快要哭出来了。小小的果冻难住了在场所有的人。

孩子的脸色越来越难看，嘴唇憋得乌紫，两眼发直，有的客人试着给孩子拍背也没拍出来。结果，孩子在被送往医院的途中就停止了呼吸。

事故示警 3 一颗药丸引发的悲剧

4岁的男孩齐齐平时不爱吃饭，喜欢吃零食，导致身体素质比较差，为此，齐齐的妈妈特意买来可以提高免疫力的水果味药丸给孩子吃。

一天午饭后，妈妈拿出来一粒药丸给孩子吃。小孩一直哭着不肯吃，经过妈妈爸爸一番哄劝，才一边抽噎一边把药丸放进嘴里，喝了一口水，直接吞了下去。

之后，孩子突然说不出话来，小脸憋得通红。爸爸马上给孩子喝水、拍背，用手指在孩子的嗓子眼抠都没有效果，便急忙送往医院。把孩子送到医院时，爸爸在走廊大喊医生救救孩子。

其实，孩子在路上就已经停止了呼吸。药丸卡在孩子的气管里已近 20 分钟，虽然医生奋力抢救，仍没能把孩子从死亡线上拉回来。

知识拓展 1 气道异物为何这么危险

通过抽样调查显示，意外伤害占 0~14 岁儿童死亡原因的第一位，而气道吸入异物又是造成儿童窒息死亡的主要原因，高危人群为 0~4 岁的孩子。

为什么异物容易进入孩子气道呢？一旦发生气道异物，究竟有多么危险？人体的"气道"和"食道"相并而行，"气道"是吸入与呼出气体的通道，也就是气管，只供气体通过，容不得任何其他液体、固体进入。

把气体和食物分流的结构是"会厌"——喉腔开口处的一个舌形活盖。会厌向上开放，人就能进行呼吸，会厌向下盖住喉腔，水和食物就不能进入气道。气道异物如不立即排出，则影响气体交换，严重时可使人迅即因窒息、缺氧而死亡。

虽然国家有规定，杯形凝胶果冻杯口内径或杯口内侧最大长

度应≥3.5厘米，长杯形凝胶果冻和条形凝胶果冻内容物的长度
≥6厘米。但很多时候，市面上仍然有小果冻在销售，家长一不
留神，就可能给孩子买到"杀人果冻"。

当果冻进入气道后，很难排出，即使到医院处理也较困难。
因为果冻是软的，既不能钩出来，也不能夹出来，就算用喉镜、
气管镜或支气管镜去取，也不容易取出来。

果冻还有一个特点，柔软易变形。如果气管里进了扣子，因
为扣子不会变形，也就不会把气管完全堵塞，因此孩子也就不会
很快窒息。但果冻的形状会变化，可能会将气道完全堵塞。

📶 知识拓展 2　气道异物的易发人群有哪些

（1）婴幼儿。吞咽机能发育不完善，牙齿未长齐，进食时嬉
笑、啼哭、玩耍等原因。

（2）老年人。尤其患有脑血管病的老人，因为吞咽机能退
化，牙齿脱落。

（3）成人。昏迷、醉酒或进食过快、过猛，或说笑时进食、
抛食花生米等食物。

📶 知识拓展 3　气道异物梗阻的判断

1. 完全性梗阻
指气道完全被异物封闭，导致肺部无法与外界进行气体交

换。当即可出现双手抓喉，呈"V"字形手势及"三不"表现，即不能咳嗽、不能呼吸、不能说话，脸色青紫，随即意识丧失，继而心跳停止。

2. 不完全性梗阻

指气道未完全被异物封闭，肺部可与外界进行部分气体交换。当即剧烈呛咳，双手抓喉、呈"V"字形手势，面色潮红，重者呼吸困难、脸色青紫、意识丧失，随即呼吸停止，继而心跳停止。

危险源辨识 怎样避免孩子出现气道异物

（1）给孩子喂药时，如果孩子哭闹、不配合，有的家长会捏紧孩子的鼻子强行灌入。这很可能导致药粒进入孩子的气道，家长应该注意避免这类危险行为。

（2）教育孩子在吃东西或饮水时，不要嬉笑、哭泣，少说话。不要让孩子在跑、跳、玩耍、大哭时进食或饮水。在孩子吃东西的时候，旁边要有大人看护，不要让孩子独自进食，最好不要让幼小的孩子吃果冻。

（3）4岁以下的孩子应尽量避免食用下列食物：果冻、爆米花、玉米、花生米、豆类、坚果、龙眼、葡萄、口香糖、瓜子、豆子、糖块、果核、果仁等。苹果核、梨核进入气管后，一般不至于导致死亡，要是气道进了荔枝核或是杏核，就很有可能致命。

（4）避免让幼童够到小物件。一些玩具容易导致孩子窒息，应注意收好，常见的有玻璃球、别针、纽扣电池、钉子、钥匙等小东西，应避免被孩子塞进鼻孔，从而进入气道。

现场急救 **发现孩子气道进异物时，家长应该怎么办**

1.儿童气道异物梗阻的急救

（1）上腹部冲击法。此法是通过冲击上腹部而使膈肌瞬间抬高，肺内压力骤然增高，造成人工咳嗽，利用肺内气流将气道内异物冲击出来，从而解除气道梗阻。

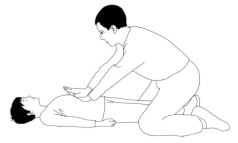

图 20
上腹部冲击法

（2）立位上腹部冲击法。适用于意识清醒的儿童，具体做法为：儿童取立位，抢救者在儿童身后坐在凳子上或单腿跪地，身体贴在孩子背后，将一手的二横指或三横指置于孩子脐上一横指上的部位，另一手的二横指或三横指重叠放于孩子脐上，突然连续用力向上腹部的后上方快速冲击，直至气道内异物排出或患儿意识丧失。

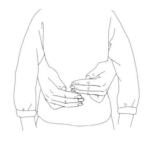

图 21
立位上腹部冲击法

（3）拍背法。如果孩子有意识，还可采用弯腰拍背法。一边让孩子咳嗽，一边让其尽量弯腰，越低越好，施救者拍击孩子背部，利用重力和震动使异物排出。

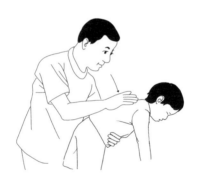

图 22
拍背法

2. 婴儿气道异物梗阻的急救

（1）用一手固定婴儿头部，使其面部朝下、头低臀高；另一手掌根部连续叩击肩胛间区 5 次后，再将婴儿翻转成面部朝上、头低臀高位，检查婴儿口中有无异物。如果未发现异物，再立即用食指、中指连续冲击其两乳头中点正下方 5 次，再将婴儿面部朝下，叩击背部……背部叩击法与胸部冲击法反复交替进行，直至异物排出。

（2）如异物已被冲击到口腔内，应迅速将其取出。可用手指将异物钩出，避免将异物推至更深处。

（3）取出异物后，如果发现孩子没有呼吸，应立即为其做口对口人工呼吸。

3. 口腔负压吸引法

这个方法在关键时期非常重要，口腔负压吸引法的具体操作方法为：

（1）孩子取仰卧位，使其头部后仰，拉直气道，用嘴包严孩子的嘴，捏住孩子的鼻子，用力吸，让孩子口腔内形成负压，通过负压吸引把异物吸出来。

（2）当异物被吸到口腔里后，把孩子的头偏向一侧，再用手指把异物抠出来，应注意不要越捅越深。

（3）取出异物后，如果发现孩子没有呼吸，应立即为其做口对口人工呼吸。

特别提醒

果冻应该怎么吃

家长尽量别给孩子吃果冻，如果孩子非要吃，应购买较大的果冻，防止孩子一口吞下，降低危险性。还可以先用勺子把果冻搅碎再给孩子吃，这样，即使果冻进入气道，造成气道完全阻塞的可能性也会小一些。

⚠ 烧烫伤

事故示警1 **洗澡盆里的开水**

2018 年的一天晚上，小志的奶奶正准备给小志洗澡。她先在孙子常用的洗澡盆倒入半盆烧好的开水，然后去洗手间接凉水。

奶奶去洗手间接凉水时，小志的爸爸妈妈在卧室里，只有小志一个人在客厅跑来跑去。小志在疯跑的时候，一不小心撞在了桌子腿上，下意识地往后退了几步，没想到被地板上的水滑倒，一下子跌在了洗澡盆里……等大人听到小志的惨叫声冲出房间，却为时已晚。

爸爸立刻抱起孩子赶往医院，经医生诊断，小志的烫伤面积达 75%，属于重度烫伤。小志烫伤后，从家里到医院花了不少时间，后来一直处于感染期，高烧不退，如稍有不慎，可能会引起败血症而危及生命。

不可忽视的桌布

周末的一天，住在北京市的1岁半男孩嘟嘟和妈妈待在家里。门铃突然响了，于是妈妈起身准备去开门，中途还特意把刚倒入热水的水壶往桌子中间推了推，生怕嘟嘟够到后打翻。

刚学会走路的嘟嘟跟跟跄跄地走着，走到桌子附近时，突然摇摇晃晃站不稳，于是慌忙抓住了旁边的桌布。这时，桌布上的水壶受到拉扯掉了下来，滚烫的开水泼在了嘟嘟的手上。嘟嘟由于害怕跌倒在地，整个人正好趴在热水上。剧烈的疼痛让他大哭不止，妈妈吓坏了，边哭边给孩子脱衣服，并抱着孩子赶往医院。

孩子的伤势非常严重，医生介绍，孩子至少要观察一周才可以确定是否会出现其他并发症，身体上还会留下一些伤疤。

危险源辨识 **家中有哪些烧烫伤危险因素**

烧烫伤是指各种热源（火焰、开水、热油、蒸汽、汽油、强酸、强碱、生石灰、磷、电灼等固体、液体、气体）作用于人体后，造成的特殊性损伤。一般习惯上把开水、热油等液体烧伤称为"烫伤"。

开水烫伤在儿童意外伤害中较为常见，常常是由于家中开水壶或盛了开水的水杯放置不当，被孩子意外打翻后引发的，多发于 3 岁左右的孩子。

也有少数孩子的烫伤发生在洗澡时，比如，父母给孩子洗澡时习惯先放热水后放凉水，当还未及兑入凉水时，孩子由于意外入水引发烫伤，多发于 2 岁以内的婴幼儿。

平时除了教育孩子不可随意触碰有烫伤潜在危险的物品外，还应该注意避免以下家中常见的危险源：

（1）家中的开水壶、热水杯、热粥、热汤、热菜应该放置于孩子不易接触到的地方。如果放于孩子可以够到的地方，如桌子、灶台的边缘，则容易造成孩子烫伤。

（2）家中的开水壶虽然放置于孩子够不到的地方，但是如果在放置开水壶的台面上铺上了台布，台布垂下来的部分容易被孩子够到，也会因为孩子拉扯台布引发烫伤意外。

（3）化学药品如酸碱类及外用药应放进箱子里并锁上，不可让孩子接触。

（4）冬季用热水袋取暖时，要用毛巾包裹住热水袋，且热水袋温度不可过高，且需拧紧，防止漏水。避免给孩子使用"暖宝宝"之类的取暖产品。使用电热毯、电热器等取暖设备时，做好安全防护工作。

（5）用煤炉烧水的家庭，如果煤炉外围没有任何防护罩，也容易导致孩子因为跌倒摔倒在煤炉上或撞倒煤炉上的热水壶发生烫伤意外。

（6）给孩子洗澡时如果先放热水，后放冷水，容易出现意外。因为在父母转身拿衣服的间隙，孩子有意外落水引发烫伤的可能，因此应该先放冷水后放热水。

不同烧烫伤情况下的处理办法

1. 烫伤

烫伤后最首要的处理是尽快用15℃~25℃的冷水（可用自来水）充分冲洗或浸泡创面20分钟左右，以中和余热、降低温度，最大限度地缓解创面疼痛，减轻水肿，避免热力的继续深入，还可促进愈合，减轻瘢痕的形成，减少需要切除和需要植皮的范围。

（1）烫伤后不宜用冰敷，以免血管过度收缩而造成组织缺血，不利于恢复。

（2）如果烫伤部位有衣服覆盖，应在冷水中解脱，如衣服与皮肤粘连，可用剪刀沿伤口周围剪开，不能强行扯下衣服，以免加重损伤。

（3）烫伤后第一时间将手表等摘掉，以免发生肿胀后影响局部血液循环。

（4）被烫伤后，如创面出现水泡，切勿将水泡挑破，以免发生感染。

（5）用无菌或洁净布类覆盖创面，尽快送往医院，必要时拨打急救电话120。

2. 强酸、强碱烧伤

（1）立即用毛巾、衣服等布类揩干强酸、强碱，再用大量冷水彻底冲洗，以免扩大烧伤面积。如果强酸、强碱或生石灰进入眼内，更需用冷水彻底冲洗。

（2）当消化道被强酸烧伤时，应立即口服牛奶、蛋清、豆浆、食用植物油等200毫升。严禁口服碳酸氢钠，以免产生二氧化碳而导致消化道穿孔。严禁催吐或洗胃，以免消化道穿孔。

（3）当消化道被强碱烧伤时，可立即口服食醋、柠檬汁、1%的醋酸等，亦可口服牛奶、蛋清、食用植物油等，每次200毫升，以保护胃黏膜。严禁催吐与洗胃，以免发生消化道穿孔。

常见误区

烧烫伤后的错误处理

千万不要在伤处涂抹牙膏、酱油、黄酱、碱面、草木灰等，这些物质不但不能治疗烧伤，还可能造成感染，而且会影响医生判断伤情。

鞭炮炸伤

事故示警1 **点燃的鞭炮被扔进下水道之后**

大年初二正是走亲戚的日子，王先生与王太太带着8岁的儿子小晨去亲戚家拜年。过年期间大人们无非是聚在一起聊聊天、打打扑克等，对于孩子们来讲放鞭炮则是最好玩的。在大人们聊天的时候，小晨带着两个弟弟在楼下放鞭炮。小晨从3岁开始，每逢过年就跟着舅舅放鞭炮，舅舅不敢放的"二踢脚"，4岁的小晨也敢去点火，所以大人们也比较放心。但是叮嘱只能由小晨点火，弟弟们听响……

在楼下放鞭炮的时候，兄弟仨都玩得很开心。半个小时后，他们手里就剩下最后一个鞭炮。意犹未尽的小晨看见水井盖，突然想了个奇特的玩法。

"咱们把鞭炮点了放进去怎么样？听听是什么声音？"小晨望着两个弟弟。两个小弟弟拍手叫着："太好了！太好了！"

当点燃的鞭炮被从井盖放进下水道后，三个小朋友都在旁边等着听响。突然一声巨响，下水道的井盖被气浪掀起来，离得最近的小晨被气浪冲到数米之外。一楼的邻居从厨房的窗户看到了这一切，马上跑出去并拨打了急救电话120。

事故示警2 **在手里爆炸的鞭炮**

13岁的小龙和12岁的小泉是兄弟俩，大年初五的下午，兄弟俩在院子里放鞭炮，刚开始放得还算高兴，但是后来两人发生了争执，哥哥小龙一气之下不跟弟弟一起玩了。

弟弟小泉也非常生气，准备用鞭炮炸一下哥哥，解解气。小泉准备把手里点燃的鞭炮扔到哥哥身后，但是鞭炮却在他手里爆炸了。小泉的食指当时就被炸断了。他愣了一下，随即大声哭喊起来。小龙见状赶紧跑回屋里去喊大人。

爸爸看到在院子里哭的小泉和地上被鞭炮炸掉的半截食指，赶紧拾起断指，抱起孩子赶往医院。经过及时治疗，小泉的食指已成功再植，对于日常生活没有太大影响，只是灵敏度会弱一些。

危险源辨识 **怎样避免孩子被鞭炮炸伤**

放鞭炮是我国春节的习俗，也是孩子们比较喜欢的娱乐项目。可是放鞭炮对孩子们来说是非常大的安全隐患，每年春节期间被鞭炮炸伤的孩子不在少数。鞭炮本身是易燃易爆物品，一旦炸伤人的皮肤之后，就容易造成流血或细菌感染。

在日常生活中，避免儿童被鞭炮炸伤需要注意以下几个方面：

（1）不要让儿童单独燃放鞭炮或烟花，现场必须有成人看护或陪伴。

（2）在路上遇到别人放鞭炮，应该告诉孩子远离燃放着的鞭炮及烟花。

（3）在放鞭炮的时候，如果出现哑炮，告诉孩子不要走近未放响的鞭炮，也不要尝试捡回来二次燃放。

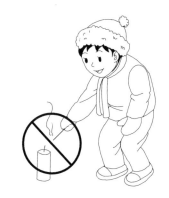

图 23
儿童应远离鞭炮

现场急救 **孩子被鞭炮炸伤后的处理办法**

在被鞭炮炸伤之后不要盲目处理，应先确认受伤的部位和程度，是皮肤烫伤、手足出血、眼睛炸伤还是断肢等，受伤部位和受伤程度不同有不同的处理方式。

1. 皮肤烧伤（参考本书第 75 页"不同烧烫伤情况下的处理方法"）

2. 手足出血（参考本书第 4 页"直接压迫止血法"）

3. 眼睛炸伤（参考本书第 58 页"不同情况的眼伤处理方法"）

4. 断肢（参考本书第 15 页"怎样处理断肢并避免二次伤害"）

⚠ 鱼刺卡喉

一天下午，张女士下班后在菜市场买了一条鲤鱼，准备晚上做糖醋鲤鱼，为刚上小学的儿子庆祝一下。

晚上 7 时许，张女士的老公和儿子坐到餐桌旁准备用餐，餐桌中间的大鲤鱼格外抢眼。

"来，儿子，为了庆祝你正式进入小学，今天妈妈做了你最爱吃的糖醋鲤鱼，先吃一口尝尝。"

"谢谢妈妈，妈妈真好……"

哪知道，孩子一口吃下去，就被鱼刺卡到了。

"没事，吃口米饭压下去……"

爸爸说着给孩子拿来一勺米饭，孩子吃完之后也没有好转，刺还是卡在喉咙里。

妈妈拿来了醋让孩子喝了一口，又试了白糖，都没有效果。随着时间的推移，孩子难受得哭了出来。

爸爸妈妈束手无策，只好带着孩子去了医院。

医生用镊子把鱼刺夹了出来。孩子的爸爸看到后说："这点小刺居然扎得这么结实，吃那么多米饭都没带下去。"

这时医生跟他们说："幸亏你们没有继续尝试，及时来了医院，否则有可能会后悔终生。"于是医生给他们讲了一个案例：

"之前医院的急诊室接待了一个鱼刺卡喉的孩子，就和你们一样，家长让孩子在家吞了两口米饭，想把鱼刺吞下去。两天后孩子开始胸口疼痛、发烧，到医院后已经休克。医生通过胃镜发现她的食道里扎有一根长约2厘米的鱼刺，已经刺破邻近的大血管。由于出血严重，医生全力抢救仍没能挽回她的生命。"

知识拓展 **鱼刺卡在不同位置的危险性**

身体处于发育期的孩子需要摄入大量营养，鱼肉就是不错的选择，不仅美味，而且营养丰富。但是家长在给孩子吃鱼的时候要小心鱼刺卡喉。鱼刺卡在不同的位置会造成不同的伤害：

1. 鱼刺卡在咽部

鱼刺卡在舌根部、扁桃体、会厌处比较多见，如果不及时取出，会导致咽部感染并扩散，甚至在颈部深处形成脓肿，严重的有可能压迫气管使人窒息而亡，也有可能累及邻近的大血管而致命，还可因感染导致败血症而危及生命。

2. 鱼刺卡在食道

食道有三处生理狭窄，食道的第二个生理狭窄紧邻主动脉弓。主动脉是人体最大的血管，一旦鱼刺穿破食道、刺入主动脉，导致主动脉破裂大出血，便可立即危及生命。

3. 鱼刺卡在胃部

鱼刺如果被食物带到胃里，有可能导致胃穿孔或腹膜炎，如不及时通过手术治疗，会有生命危险。

4. 鱼刺卡在肠道

鱼刺如果刺破肠道，肠道穿孔后污染腹腔，可导致急性弥漫性腹膜炎，也会致命。

危险源辨识 **怎么避免孩子被鱼刺卡喉**

（1）在购买鱼时，要尽量选择刺少的海鱼，比如三文鱼、黄花鱼等，或者购买加工好的鱼排。

（2）尽量做一些鱼刺较少、较大、容易剔除的鱼给孩子吃。另外，最好给幼儿吃鱼肉泥。

（3）选择做鱼的方法时，要考虑孩子。可以选择焖酥鱼，使刺酥软，能随鱼肉一起咽下。

（4）对于大一些的孩子，可以告诉他各种经常吃的鱼的鱼刺主要在什么部位，比如带鱼中间有一根大刺，两边各有一排小刺；有些鱼的肚子部位刺少，而脊背部位刺多，应提醒孩子避开刺多的部位。

（5）孩子吃鱼时，父母要耐心示范，告诉孩子如何吃鱼，并加强看管，确保孩子不把鱼刺吞进去。

（6）给孩子喂食鱼肉时，父母一定要细心，把鱼刺剔除干净再给孩子吃。

现场急救 **孩子被鱼刺卡喉时，家长应该怎么办**

（1）立即让孩子停止进食，不要再做吞咽动作，不要哭闹，以免鱼刺被吸入更深的部位，甚至进入气管，造成更大的危险。

（2）对于大一点能配合的孩子，可以用筷子、勺子把等压住舌头，用手电筒检查能否看见鱼刺，如能看见用镊子拔出鱼刺即可；如果不能看到，应及时到医院就诊。

常见误区

鱼刺卡喉后的错误做法

不要用吞咽馒头、米饭的方法强行咽下鱼刺，否则可能使鱼刺扎得更深，加重损伤，甚至危及生命。

喝醋无济于事，醋不能在扎有鱼刺的部位停留，起不到软化鱼刺的作用。

⚠ 海蜇蜇伤

疼痛的红印

泰国的很多岛屿都没有人居住。此时是夏天旅游高峰期，来自中国的游客正在快游艇上更换潜水的衣服，今天他们的计划是到一个野生海域浮潜。船上共有 15 个人左右，其中包括跟着父母下水浮潜的 4 岁女孩小美。

当游艇开到岛屿附近的时候，天空正好下起又大又急的雷阵雨，教练只好让大家等雨停之后再下水。5 分钟之后，雨停了，教练准备让游客们下水，个别会游泳的游客已经下水了。

20 分钟之后，大家陆续上岸了。小美的腿上出现了一道道的红印，疼得她大哭起来。教练从包里拿出一个小瓶，用里面的液体冲洗小美腿上的红印，过了一会儿，小美就感觉没有那么疼了。后来教练解释说，因为刚下完雨，海蜇比较活跃，小美应该是被海蜇蜇伤了。

知识拓展 **被海蜇蜇伤后有什么表现**

每年夏天是海蜇的活跃季节。近年来，全国曾发生多起海蜇致人伤亡的事故。一般来说，海蜇于阴天、雨后、晚间最为活跃，海蜇的毒液经它的刺胞注入人体后，可引起人皮肤过敏、中毒甚至死亡。每个人蜇伤的轻重程度各有不同，这与海蜇的种类、蜇伤的类型、蜇伤面积、时间、现场处理情况、就诊早晚及个人体质的敏感程度密切相关。

被蜇伤后，通常局部会立刻感觉刺痛、灼痛，疼痛会持续数分钟甚至数十分钟，被蜇部位最快可在半分钟内出现线状排列的红斑、丘疹或风团状等皮肤表现，症状可能会随着时间的推移消退或加重。

另外，一些患者也可出现迟发性过敏反应。如果被大型、毒性强的海蜇蜇伤，多会于 1~4 小时内出现畏寒、发热、腹痛、恶心、呕吐、胸闷、呼吸困难、肺水肿、过敏性休克等，甚至死亡。急性肺水肿、过敏性休克是主要死亡原因。

危险源辨识 **在海边游玩怎样避免孩子被海蜇蜇伤**

（1）带着孩子在海边游泳、玩耍时，应注意水中的海蜇，不要直接用手推或抓海蜇，而应尽量躲着走。

（2）八九月份是海蜇繁盛期，前往海边游玩时，家长应特别注意为孩子做好个人防护，不要把肢体直接裸露在海水中，以免皮肤直接碰触海蜇或海蜇掉落的触须。

（3）家长要对孩子做好安全教育，告诉孩子海蜇危险，不要把海蜇当成玩具。

（4）在下雨或风浪不大的时候要特别警惕，下雨时海蜇会自动向岸边靠近，而有浪但浪不算大时，海蜇会半悬在海水中，此时下水很容易触碰到海蜇。

现场急救 孩子被蜇伤后，家长应该怎么办

（1）孩子被海蜇蜇伤后，如果已出现疼痛、甚至过敏反应时，千万不要用淡水冲洗伤口，这样会促使留在皮肤上的海蜇触手继续释放毒液。

（2）被海蜇蜇伤后，不要用手揉搓或拍打被蜇伤的部位，否则留在皮肤表面的毒细胞破裂，从而导致毒液进入体内。

（3）黏附在皮肤上的触手或毒液可以用毛巾、衣服、泥沙擦去，也可以用海水冲洗，不要直接用手擦拭。也可以用 10% 的碳酸氢钠溶液或明矾水冷敷，以清除残留在皮肤上尚未放射出毒液的刺胞，减轻蜇伤后的疼痛等症状。

（4）进行紧急处理后，要细心观察，如果症状没有缓解，或出现恶心、呕吐、胸闷等症状，要尽快就医，谨防发生致命危险。

（5）被蜇伤后的 3~5 天内，仍要密切关注皮肤变化，一旦再次发生过敏反应，需要及时就医，以免延误治疗。

猫狗咬伤

事故示警 发疯的黑狗

一天下午 4 时许，在上海闵行区某小区，5 岁的男孩昊昊和奶奶在小区花坛里等待下班回来的妈妈。在昊昊跑向奶奶的时候，被一只突然从草丛里窜出的黑狗扑倒，胳膊被黑狗咬住左右甩。奶奶跑过来拼命踢打黑狗，但是黑狗始终不松口。

过了一会儿，狗的主人跑来赶走了黑狗，马上拨打急救电话 120 叫了急救车，并带着孩子到附近的水管处进行冲洗，等待救护车的到来。到了医院经检查，昊昊的胳膊受到严重的咬伤，医生马上安排了手术，并为昊昊注射了狂犬疫苗和血清。手术后，昊昊脱离了生命危险，在医院静养。

据狗主人描述，黑狗当时因为在家乱咬东西被打了几下，下楼后看见正在跑的昊昊就扑了上去，从而造成了悲剧。

夏季人们衣着单薄，皮肤暴露多，增加了被猫狗咬伤的可能性。

知识拓展 被猫狗咬伤有多危险

根据世界卫生组织和国家卫健委《狂犬病暴露后预防处置规范》，孩子被动物咬伤或抓伤，都应注射狂犬病疫苗（无论是病猫、疯狗还是正常的猫、狗，即使是看起来健康的猫、狗，也有5%~10%带有狂犬病毒。狂犬病毒主要存在于猫、狗等啮齿类动物的唾液中，这些动物都有舔舐爪子的习性，所以被这些动物抓伤后，也应按咬伤处理）。如果皮肤有穿透性伤口，或动物唾液接触到孩子的皮肤黏膜，还需同时注射抗狂犬病毒血清。所谓穿透性伤口，指的是伤口超过表皮，到达真皮，甚至穿破真皮。人体皮肤黏膜主要包括嘴角、眼睛、排泄器官和生殖器，这些部位的皮肤有外伤时被动物唾液污染的，都应注射抗狂犬病毒血清。

此外，被动物抓伤，或咬伤未见出血，但有较深齿痕的，也在此列。只要出现印痕都必须就医，因为印痕下可能有肉眼看不见的伤口，而病毒可以由此入侵。皮肤表层有神经感受器，没有毛细血管网，虽然没出血，但是表皮神经感受器一旦沾染病毒也会诱发感染。

危险源辨识 如何避免被猫狗咬伤

（1）家长需要认真挑选适合家养的猫狗，并向兽医咨询。
（2）有养宠物猫狗计划的，建议在孩子4岁以后再买宠物猫狗。

（3）家有宠物狗的，应从狗还小时就有规律地遛，逐渐让它与外界环境接触，熟悉各种环境、人和其他动物，直到狗狗长大。

（4）保持宠物的健康，定期给宠物注射疫苗和体检。平时注意观察宠物的状态，当其有不舒服的症状和具有攻击性时应该尽快带去看兽医。

（5）教会孩子在触摸陌生的宠物时，一定要先得到主人的同意。不要摸狗的头、脸和尾巴，也不要在狗睡觉时、进食时及哺乳幼崽时去打扰它。

（6）不要在狗面前一跑而过。

（7）如果狗对人做出有威胁的动作，应保持镇静，避免目光接触，站定或者慢慢地退后。如果被狗扑倒，应尽快蜷曲成球状，保护好脸部和头部。

现场急救 **孩子被猫狗咬伤后，家长应该怎么办**

（1）彻底冲洗伤口。先用 20% 的肥皂水彻底清洗伤口，再用清水洗净，然后用 2%~3% 的碘酒或 75% 的酒精做局部消毒。

（2）孩子被猫狗咬伤的，伤口往往不大，但较深，冲洗时应充分暴露伤口。冲洗时水量要大，水流要急，最好是对着水龙头用急水冲洗。如果伤口较深，在冲洗时应用干净的牙刷、纱布和浓肥皂水反复刷洗伤口，并及时用清水冲洗，刷洗至少要持续

30 分钟。

（3）不要为孩子包扎伤口。如果伤口大，出血量较大，采取有效的止血措施后，要尽快前往医院进行处理。因为狂犬病毒在缺乏氧气的情况下会大量生长，因此不要包扎。

（4）全程注射狂犬病疫苗共 5 次，分别为被狗咬伤当日，第 3 日、7 日、14 日及 30 日各注射 1 次。不可漏掉任何 1 次，也不可提前或推后注射。轻微的咬伤也需全程接种狂犬病疫苗。

（5）严重咬伤者还需要注射狂犬病免疫球蛋白或抗狂犬病毒血清，需要在规范处置伤口后注射狂犬病免疫球蛋白，随后注射抗狂犬病毒血清。主要包括以下情况：

①孩子身体被单处或多处贯通性咬伤或撕裂伤，也就是受伤且有出血。

②孩子被狗或猫伤害，造成开放性的伤口或皮肤黏膜被舔。

③孩子虽然受伤未出血但免疫功能低下。

④孩子受伤未出血但受伤部位是头面部等靠近中枢神经部位。

⚠ 毒蛇咬伤

事故示警 被蛇咬伤的孩子

一天晚上 8 点多，高速公路民警接到市局 110 指挥中心电话，得知一名 9 岁的小孩被蛇咬伤，将从第一高速前往某医院就医。但是不知道孩子是否是被毒蛇咬伤，所以情况非常紧急。

高速民警马上联系支队指挥中心，汇报上述情况，并请支队指挥中心协助做好对接开道工作。民警随后一直和求助群众保持联络，了解他们的车辆行程。

在下高速路口的时候，警车立即鸣警笛开道，历时 15 分钟，顺利将求助车辆引导至医院。

事后得知，该孩子经医生检查，不是被毒蛇咬伤，现经治疗已返回家中。

知识拓展 什么蛇有毒，什么蛇没毒

当被毒蛇咬伤后，大多数人不知所措。我国每年都有不少人

死在毒蛇的口下，而儿童体重轻，相对于成年人来说，被毒蛇咬伤的后果会更严重。因为毒蛇在咬人时分泌的毒液量是一样的，这也是在注射抗蛇毒血清的时候，儿童的用量和成年人的用量相同的原因。

1. 判断要点

如果被蛇咬了，应该先判断一下是毒蛇还是无毒蛇，做到心中有数。

判断蛇有没有毒，首先看头部，一般来说，头部呈三角形的蛇是毒蛇（金环蛇、银环蛇除外），头部呈椭圆形的蛇是无毒蛇；其次看尾部，毒蛇尾部较粗，无毒蛇尾部较细；再次看身上的色彩，色彩鲜艳的蛇多为毒蛇，色彩不鲜艳的蛇多为无毒蛇；最后看是否有毒牙，口中有两个大钩子一样毒牙的蛇多是毒蛇，口中没有毒牙的蛇多是无毒蛇。

毒蛇与无毒蛇的鉴别

	毒 蛇	无毒蛇
头部形态	多呈三角形（金环蛇、银环蛇除外）	多呈椭圆形
尾部形态	尾部较粗	尾部较细
色彩	较鲜艳	不鲜艳

除以上特征外，还应该观察蛇的咬痕，如果伤口上有两个大而深的牙印，局部肿胀、疼痛，皮肤出现血疱、瘀斑，甚至局部组织坏死，多是被毒蛇所咬，如果皮肤上的齿痕细小，只是起水

疱，多是被无毒蛇所咬。

2. 临床表现

（1）血液循环毒素表现。局部明显肿胀、剧痛，并迅速向近心端扩展。伤口出血不止，并可表现为全身出血，如皮下及黏膜出血、鼻出血、咯血、呕血、便血、血尿，甚至颅内出血等。还可发生溶血，并导致急性肾功能衰竭、休克，还可发生心肌损害等。

（2）神经毒素表现。局部症状较轻，可能仅有麻木感。全身表现为头晕、嗜睡、恶心、呕吐、吞咽困难、声音嘶哑、言语不清、瘫痪、眼睑下垂、视力模糊、斜视、复视、瞳孔散大、对光反射消失、听力障碍、大小便失禁、寒战、发热、抽搐、昏迷、呼吸麻痹等。此类中毒，一般局部症状较轻，全身中毒反应出现较晚，咬伤后不易引起重视，但发病后病情进展迅速、危险性大。

毒蛇咬伤是如此危险，而无毒蛇咬伤无全身中毒症状，局部反应轻且短暂，仅稍胀痛。有时候难以判断是不是被毒蛇咬伤，为了避免贻误救治时机，都需要按照毒蛇咬伤处理。即使很肯定不是被毒蛇咬伤，也不要掉以轻心，应该尽快去医院注射破伤风抗毒素。

危险源辨识 **怎样避免孩子被蛇咬**

（1）避免在草丛、土堆等蛇出没的场所逗留，禁止把手伸入鼠洞或蛇洞内。

（2）下雨前后在田间、沟边、草丛湿地等处时，应特别保护好手足，穿好鞋袜，扎紧裤腿。

（3）蛇头即使已被切下，在一段时间内都有咬伤人的可能，应做到尽量远离。

现场急救　孩子被蛇咬后，家长应该怎么办

（1）被毒蛇咬伤后立即停止活动，不要惊慌失措、奔跑走动，以免加速血液循环而促进毒素的扩散。

（2）在去医院注射抗蛇毒血清之前可简单处理伤口，在靠近伤口近心端 5~10 厘米处用橡皮止血带或绞紧止血法结扎，松紧度以仅能插入 1 指为宜。

（3）肢体采取临时制动措施后放于低位，从而减少毒物的吸收、扩散，每隔半小时放松 1~2 分钟。

（4）用 5% 乙二胺四乙酸二钠钙溶液、1∶5000 高锰酸钾溶液彻底冲洗伤口，如一时没有也可用生理盐水或冷盐水、冷茶水、冷清水等替代，冰敷以降低局部温度、减慢毒素扩散、降低毒素中酶的活性。

被毒蛇咬了要马上用嘴吸吗？

◎ 如果被蛇咬伤，不建议吸蛇毒，无论是用嘴吸，还是用火罐拔，吸出的毒素量都极少，还会加重伤口的损伤。并且，用嘴吸毒还有可能造成施救者中毒。

◎ 可在近心端用绷带包扎肢体，松紧度以仅能插入 1 指为宜，可降低淋巴回流，适合野外被蛇咬伤时的急救。

◎ 不建议挤伤口。挤压伤口排毒时，手法不当很容易造成毒素扩散，增加感染的危险。所以，做好最基本的结扎后，应尽快去医院接受专业救治。

⚠ 蜂蜇伤

去年夏天，奶奶抱着 9 个月大的悦悦在楼下晒太阳。忽然，一只马蜂飞了过来，恰巧落在了悦悦的手臂上。悦悦一挥舞小手，胳膊上瞬间就被蜇了一个大包，痛得他哇哇大哭。奶奶赶紧回家，按照土方法在悦悦胳膊上被蜇的地方抹上香油。过了好一会儿伤口也不见消肿，悦悦仍疼得不停哭闹，最后奶奶只好带他去了医院。

医生诊断后对悦悦的伤口进行了清洗，又进行了药物外敷等紧急处理，并对肝、肾、心等重要器官功能进行了检查和监测。经急诊留观 2 天后，悦悦经确认已无大碍。

知识拓展 蜂毒有多"毒"

黄蜂也叫马蜂，蜇人后不在伤口留下毒针。蜜蜂毒性很小，蜇人后会在伤口留下毒针。蜜蜂蜇伤与马蜂蜇伤相比，除了需要拔毒针外，其他的处理是一样的。

一般情况下，被普通的采花蜜蜂蜇后，局部皮肤可能会有红肿等不适感，虽然危害不大，但是也要及时处理。

马蜂属昆虫纲膜翅目细腰亚目针尾组，尾针刺破人的皮肤后，能释放毒素，毒液侵入人体引起中毒。蜂毒成分复杂，会作用于人的神经、血液、肝脏、肾脏、心脏等重要器官。这些成分会使人在蜇伤后的数分钟到数小时出现过敏反应，表现为局部伤口出现疼痛、红肿、丘疹及红斑，或黑钉头似的坏死性病灶。同时伴有瘙痒、灼热感，重者被蜇部位会一片潮红或起水疱，特别是对过敏体质的人来说，甚至会在短时间内发生严重后果，如喉头水肿、喉梗阻、过敏性休克、中毒性心肌炎、肝肾功能衰竭，严重的甚至会因呼吸、循环衰竭导致死亡，所以被蜇后的观察和监测很有必要。马蜂蜇伤病死率高达 4.48%，换句话说，每 20 个被马蜂蜇伤的人就有 1 个可能死亡。

黄蜂的毒素分溶血毒和神经毒两类，可引起人肝、肾等脏器的功能衰竭，蜇到人体血管上则会有生命之忧，对于过敏体质的人来说更为危险。黄蜂毒刺上无毒腺盖，可对人发动多次袭击或蜇人，黄蜂蜇伤不像蜜蜂蜇伤那样残留毒刺。

危险源辨识　怎样避免孩子被蜂蜇伤

（1）在户外多观察周边环境，避免惊扰蜂巢。在马蜂分布密集区生活的，要穿白色、绿色或卡其色长衣裤防护，不要穿红色或黑色的衣裤。

（2）当马蜂落到身上后，不要拍打和奔跑，可以静静地站着，等待马蜂自行飞去，否则容易引起马蜂攻击。

（3）外出时尽量不要涂香水或使用香味重的化妆品，若携带了有甜味的糕点也应避免外露。

（4）当被蜇时不要惊慌，可对伤口进行消毒外敷。但要注意的是，被蜜蜂蜇伤以后，会有刺留在人体内，因此需要拔除蜂刺。但马蜂蜇人后不会将刺留在人体内，因此无须盲目拔刺，以免对伤口造成二次伤害。

现场急救 孩子被蜂蜇伤后，家长应该怎么办

1. 蜜蜂蜇伤后的处理

（1）以自来水冲洗伤口，有肥皂水最好，因为肥皂可以溶解毒素中的脂类物质，使之从伤口洗脱。

（2）边冲边揉擦，既可洗去伤口局部的毒素，又有冷敷减轻疼痛的效果。

（3）冲洗的时间要足够长，一般应达到 20 分钟。在冲洗 20 分钟后，如果伤口红肿明显消退，疼痛缓解，则一般不需要再用药。

2. 马蜂蜇伤后的处理

（1）被马蜂蜇伤后，应第一时间抗过敏。

（2）当孩子出现对马蜂毒素过敏的情况时，要争分夺秒地抢

救。抢救时首选肾上腺素，越早使用越好。

（3）在冲洗后可以局部用药，将季德胜蛇药片用黄酒化开成糊状抹在伤口上，马上就可以止痛。

（4）进行初步处理后，尽快送往医院。

被蜂蜇伤后的"四不要"

很多人在被蜜蜂蜇伤后都不太在乎，甚至不及时处理伤口。虽然因蜜蜂蜇伤引发过敏反应心肌梗死的案例很罕见，但不代表不会发生，所以千万不能轻视，并注意做到以下几点：

● 第一，不要徒手拔刺。无论是被蜜蜂还是被马蜂蜇伤，只要被蜇伤了就要加以重视并尽快处理，此时需要用消过毒的针头挑出毒刺，避免大力挤压患处，以免残留的毒液进入体内或加重过敏反应。

● 第二，不要土法乱用。利用酱油、香油等擦拭伤口的做法都是不科学的，很可能会加重局部感染。

● 第三，不要拍打蜂群。被群蜂追赶的时候也不要拍打，而应该及时躲避，并用大件的衣物遮挡裸露的部位，蹲伏不动。

● 第四，不要延误时机。被蜇伤后一旦出现不适症状要立即就近就医，避免耽误救治时机。

⚠️ 急性煤气中毒

事故示警 **用炉子取暖造成的悲剧**

东北的冬天异常寒冷,在偏远的农村,人们多是通过烧煤取暖。刘某晚上要进城办事儿,于是把14岁的大女儿、12岁的小女儿以及8岁的小儿子留在家中。他要第二天中午才回来,于是叮嘱大女儿在家照顾弟弟妹妹。

当刘某第二天中午回来后,发现大门紧锁,他叫了几声门,也没人开,隐约觉得出了事,便赶紧将门窗砸开。当他进到屋里之后,发现3个孩子因煤气中毒,早已不省人事,于是连忙拨打急救电话120。不幸的是,3个孩子都因抢救无效死亡。

知识拓展 **煤气中毒的危害**

煤气中毒在医学上被称为一氧化碳中毒。由于一氧化碳本身无色无味,因此常在意外情况下发生。人在熟睡状态下,会不知不觉吸入。一氧化碳比氧气与血红蛋白的亲和力大300倍,而与血红蛋白的解离却极其缓慢，导致氧气无法正常供应给组织细胞，从而引起机体急性缺氧。

煤气中毒的识别越早越好，因为严重的煤气中毒可直接致命。多数煤气中毒者表现为全身无力、头痛、头晕、恶心、呕吐、心悸、昏迷，甚至危及生命。

危险源辨识 怎样避免孩子煤气中毒

（1）不在装有煤气灶的房屋内睡觉，临睡前应把煤气总阀门关闭。

（2）应正确安装和使用各种煤气淋浴器和燃气取暖器，提倡煤气淋浴器与浴室分房安装。冬季使用煤气取暖器时，房间一定要有良好的通风设备，以防煤气中毒。

（3）用煤气取暖器时，千万别在取暖器上搁置水壶，以免水溢出浇灭火，导致煤气外溢，煤气遇到明火也会引发火灾。居室内应定时通风，睡觉前应关闭好煤气的开关。

（4）加强对儿童安全使用煤气的宣传教育，严禁儿童玩弄煤气灶、煤气取暖器等。安装安全装置，注意预防，提高警惕性，煤气中毒是完全可以预防的。

（5）液化气与煤气是两种不同的可燃性气体，它的主要成分是丙烷、丙烯、丁烷、丁烯等，但是在通风不良的室内燃烧，同样可产生一氧化碳和二氧化碳，引起急性缺氧和中毒症状。所以液化气使用不当也会引起中毒，应当引起重视。

现场急救 发现孩子煤气中毒时，家长应该怎么办

（1）施救者要放低身体姿势进入现场，因为一氧化碳比空气要轻，正好处在人站立时的口鼻高度，如果以站姿进入现场，会吸入更多的毒气，引发危险。

（2）进入现场后，应该先打开门窗通风，将煤气中毒的孩子转移到空气新鲜的室外，如果是轻度的煤气中毒，通过呼吸新鲜空气，孩子往往就能恢复。

（3）在较寒冷的季节，应该注意给煤气中毒者采取有效的保暖措施。对于已经中毒昏迷的孩子，首先要确保气道通畅，取侧卧位，防止因呕吐引起窒息。

（4）对于严重的煤气中毒者，应该立即拨打急救电话120，送往医院进行高压氧治疗，以促进一氧化碳和血红蛋白解离。

常见误区

煤气中毒的错误急救法

关于急性煤气中毒的急救，民间的灌醋、灌酸菜汤等土方法对缓解煤气中毒毫无作用，并且容易使醋、酸菜汤进入气道造成窒息。

让煤气中毒者冻着的方法更不可取。低温不仅不能缓解煤气中毒，还可能导致感冒，甚至引发肺炎。

⚠ 触 电

事故示警 **危险的电线**

一天中午，3 岁的男孩童童在屋内玩耍，妈妈去厨房烧水。仅过了两分钟，妈妈回来后看到孩子趴在地上不动，旁边的地上是插线板和电线。

"童童！童童！你怎么啦？"妈妈焦急得哭喊着，移开了插线板和电线，急忙抱起孩子前往医院。

幸运的是，童童家对面就是儿童医院。因为救治及时，孩子逐渐恢复了心跳、呼吸和意识，可以说是不幸中的万幸。

原来，在孩子发生悲剧的前几天，孩子的父亲嫌电扇插头线太短，私自接了一段电线，电线的接头处用胶布缠裹，但是粘贴得不牢靠，接头处的胶布脱落，导致内线外露，刚好被童童碰到……

知识拓展 **触电根据严重程度应该怎么分级**

触电是指一定量的电流通过人体，导致全身性或局部性损伤与功能障碍，重者当即心搏骤停，电流越大、电压越高、电阻越低、触电时间越长，人体受到的损害也越大。

现在的家庭，家用电器一般都较多，孩子的好奇心强，触电事故是幼儿常发生的意外事故。按触电事故的严重程度可分为：

（1）轻型触电。触电后出现局部麻痛、头晕、心悸、四肢无力、惊恐呆滞，最轻的仅有局部一过性的麻痛。

（2）重型触电。触电后出现昏迷、身体强直、抽搐、心律失常、休克、呼吸抑制，甚至心搏骤停。也有的当时症状较轻，之后突然加重，出现包括心搏骤停在内的迟发性反应。

特别要注意识别触电者触电后是处于心跳、呼吸极其微弱的"假死状态"，还是心跳、呼吸确已停止。另外，不要把触电后的身体强直误认为是"尸僵"而放弃抢救。

（3）电灼伤。触电后，还会出现电灼伤，轻者仅见皮肤烧伤，重者皮肤灼伤面积大，并可累及大肌肉、骨骼，电流入口处比电流出口处烧伤严重，出现黑色碳化反应。

（4）触电后还可能因跌倒造成颅脑、胸腹部、脊柱脊髓、四肢、内脏等的损伤。

危险源辨识 **怎样避免孩子触电**

（1）家长要将家中不使用的插线板全部插上安全插头，不用的电器及时断电，将危险的电器放在孩子不容易接触到的地方。

（2）家长应教会大一些的孩子正确使用电器、防止触电的知识，以免发生危险。

（3）有些孩子喜欢把发夹、钥匙、指甲剪、别针和铅笔等东西塞入电源插座，家长应教育、阻止孩子向电源插座里塞东西的行为。

（4）严格禁止孩子用水枪等玩具朝电源插座喷水，或将小便射向电源插座。水或尿液都会导电，会造成孩子触电、烧伤。

（5）孩子在浴室使用喷水玩具，或者在浴室玩水时，容易把水溅到电器上，因此，浴室里必须选用防水插座。

（6）另外，老旧电器可因发热、产生电火花引起火灾，也必须提高警惕。

现场急救 **发现孩子触电后，家长应该怎么办**

（1）迅速关闭电闸，或用木棍、塑料等绝缘物体将孩子和导电物体分开。

（2）如果发生心搏骤停，立即拨打急救电话120，同时做心肺复苏（见附录）。

（3）如果发生身体烧伤，应及时用流动的冷水冲洗或用清洁的冷水浸泡烧伤部位20分钟，然后用干净的布料覆盖创面，避免创面被污染。

（4）及时送往医院处理。

⚠ 溺 水

一天中午，3 岁的小军和奶奶在院子里晒太阳，此时正是夏天，小军平时就喜欢玩水，所以奶奶拿来一个大澡盆，在里面盛满了水，给孙子玩儿。

看着小军玩得高兴，奶奶回屋里给他拿水果。但是等她出来的时候，发现小军头朝下淹没在水里。奶奶赶紧跑过去抱起小军，小军没有任何反应，奶奶不知道怎么办才好，大声呼喊着邻居帮忙。

邻居急忙带着孩子前往附近的医院。但是到了医院之后，小军也没有被抢救回来。

小军溺水的盆高约 38 厘米，盆口直径为 40 厘米，当时里面的水只有 25 厘米深。

知识拓展 孩子溺水的常见原因与辨别

夏季是儿童溺亡的高发期，因为暑假期间天气炎热，有些孩子会成群结伴地到河里游泳。虽然老师和家长都教育孩子要注意安全，不要野泳，但是有些孩子还是会偷偷地跑到河、湖、水库等地游泳，常因为意外溺水造成悲剧。

1. 儿童溺水的常见原因

（1）疲劳。不知不觉游泳时间就长了，人也累了，二氧化碳呼出过多，容易引起呼吸性碱中毒，从而会感觉头晕、抽搐，严重的甚至可能出现意识障碍，就容易发生溺水。

（2）抽筋。游泳时，由于冷水的刺激或过度换气，致使二氧化碳呼出过多，形成呼吸性碱中毒，导致血中游离钙减少，易导致腿部抽筋，无法顺利完成正确的游泳动作，再加上惊慌、恐惧，很容易发生溺水。

（3）饥饿。饥饿是溺水的常见原因，孩子玩的时候，往往什么都不顾，即便没吃饭也要去游泳，结果出现低血糖、头晕、心慌、意识障碍，从而导致溺水。

（4）疾病发作。如果孩子有癫痫、哮喘、心脏病等病史，游泳时必须由家长监护，以免在游泳过程中因突发疾病而导致溺水。

2. 儿童溺水的过程

通常，人体沉入水中后，沉浮的次数因人而异。身体下沉后不久，因身体的自然浮力又上升到水面。当呼救并挣扎时，人会因为气道吸入水分而发生呛咳，几经挣扎、沉浮，可导致吸入更多的水分，而后精疲力竭，沉入水中。一般约于 2~3 分钟丧失意识，随即呼吸停止，数分钟后心跳停止。

3.儿童溺水的表现

（1）头痛或视觉障碍、剧烈咳嗽、胸痛、呼吸困难、咳白色或粉红色泡沫痰。海水溺水者口渴明显，最初几小时可有寒战、发热。

（2）皮肤、黏膜青紫，面部肿胀，球结膜水肿，口鼻充满泡沫；可有精神状态改变，烦躁不安、抽搐、意识障碍、肌张力增高；呼吸表浅、急促；四肢厥冷。

（3）伴有头部、颈部损伤。

（4）呼吸、心跳停止。

危险源辨识 **怎样预防孩子溺水**

（1）游泳是一项重要的自救技能，家长最好陪孩子到正规机构学习。

（2）外出游玩时，不要让孩子私自下水游泳，家长要时刻看护。

（3）如果孩子要下水玩耍，一定要准备好泳具，并确保孩子的安全。

（4）在下水前要求孩子做好充分的热身，避免下水后出现抽筋等现象。

（5）在水中不要喂孩子吃东西，否则会有被呛到的风险。

（6）经常教育孩子不要在水中嬉戏，防止呛水窒息。

（7）在教导孩子学习游泳技能的同时，还应教育孩子学习心肺复苏等急救技能。

（8）教育孩子不到陌生且无安全设施、无救援人员的水域游泳。

（9）教育孩子不要逞强，在不熟悉水性、不明水下情况时不要擅自下水施救。

现场急救 **溺水后的紧急施救方法**

意外发生之后，救人刻不容缓。在加强预防的同时，家长及监护人也要掌握相关的急救知识和技能。

在救落水的孩子时，可以游到孩子身后，用双手固定孩子的头部，让其头部和口鼻露出水面，采用仰泳的方式将孩子拖上岸；或者用双手搂住孩子腋下，同样保证其头部和口鼻露出水面，将孩子拖上岸。如果不会游泳，应赶快大声叫人帮忙，不能鲁莽行事。

溺水的现场急救要点如下：

（1）迅速将溺水者救离水中。

（2）不对溺水者控水，主要原因如下：

①溺水者早期因喉头痉挛、声门闭锁通常不会吸入水分；即

使溺水者通过呼吸道吸入了少量水分，这些水分也已经进入血液循环。

②控水容易引起胃内容物反流和误吸，反而会阻塞气道，还可能导致肺部感染。

③控水会延误进行心肺复苏的时间，使溺水者丧失最佳救治时机。对此，循证医学早已有定论，《2010 美国心脏协会心肺复苏及心血管急救指南》也明确指出：溺水后无须控水。

（3）现场根据溺水者的不同情况进行不同的处理：

①对于意识清楚者，应注意为其保暖。

②对于意识丧失但有呼吸心跳者，取"稳定侧卧位"，以防因舌后坠或呕吐物、分泌物堵塞气管而导致窒息。

③对于意识丧失，呼吸、心跳停止者，应立即进行心肺复苏，按 ABC（A：意识判断和打开气道；B：人工呼吸；C：人工循环）的复苏操作顺序进行。

a. 拨打急救电话 120。

b. 开放气道，清理口腔内的异物。

c. 首次连续做 5 次口对口吹气进行心肺复苏。

d. 连续做 30 次胸外心脏按压，以后按照 2:30（即每 2 次口对口吹气后对应 30 次胸外心脏按压）进行。

（4）注意对外伤进行妥善处理，尤其是头部和颈部的损伤。

只要溺水不超过 1 小时，是不是就可以救活？

通常情况下，心搏骤停 4~6 分钟，会对脑组织造成永久性损害；心搏骤停大于 10 分钟，会造成脑死亡。所以，长时间的溺水会造成溺水者的呼吸、心跳停止，脑部缺氧，严重的甚至会发生脑死亡，这一伤害是不可逆转的。溺水超过 1 小时是不可能被救活的。

⚠ 中 暑

热晕在车内的孩子

　　钱先生和钱女士开车带着 5 岁的孩子外出。因为最近钱先生的生意不太顺利，便在车上与钱太太争吵起来。坐在后座的孩子嫌爸妈吵架的声音心烦，于是戴上耳机自顾自地玩起了游戏。两口子因为激烈地吵架，忘记了坐在后座的孩子，下车后锁上车门一边吵一边走。等他们走了，孩子才发现车里只剩自己了，于是开始叫妈妈，但是车被锁上了，怎么叫都无济于事……

　　车外，路人经过时发现车里有个孩子，马上叫来旁边的大爷，大爷着急地说："这大热天的，车内的温度高，孩子在车里太危险了，赶紧砸玻璃。"

　　周围的群众也开始帮忙砸车窗，几下之后车窗就被砸开了，此时孩子已经昏迷了。孩子的爸爸妈妈意识到孩子被锁在车内后飞速返回，并拨打了急救电话 120。最后，经过医生的救治，孩子已经恢复如初。

很多年轻的父母带着孩子出去办事的时候，习惯把孩子留在车里，一是觉得车里比较安全，二是觉得在车里比在外面舒服。家长在离开车时只记得把车钥匙拿走，确保孩子不会意外触碰到车子的启动器，却容易忽略一个致命的问题——车内高温。几乎每年都会有因为家长将孩子单独留在车内导致孩子死亡的新闻被曝出，而死亡原因就是车内高温。

知识拓展　中暑的常见原因和分类

夏季，即使阳光不算强烈，但在车门紧闭的情况下，车内的温度在 10 分钟左右就能够升至六七十摄氏度。一般来说，越小的孩子对周围环境的温度变化就会越敏感，因为孩子更容易吸收热量，但他们释放热量的速度却比成人慢得多。所以，把孩子独自留在封闭的车内是很危险的，哪怕只是几分钟的时间，也会导致孩子中暑。

中暑，是人体在高温和热辐射的长时间作用下，机体体温调节出现障碍，水、电解质代谢紊乱及神经系统功能损害症状的总称，是由于热平衡机能紊乱而发生的一种急症。

1. 先兆中暑

在高温环境中，先兆中暑时，人会出现头晕、眼花、耳鸣、恶心、胸闷、心悸、无力、口渴、大汗、注意力不集中、四肢麻木等症状，体温正常或稍高，一般不超过 37.5℃。

2. 轻度中暑

除上述表现外，轻度中暑时，人会出现面色潮红或苍白、恶心呕吐、气短、大汗、皮肤灼热或湿冷、脉搏细弱、心率增快、血压下降等呼吸、循环衰竭的早期症状，体温超过 38℃。

3. 重度中暑

除上述表现外，重度中暑又可分以下 4 种类型：

（1）热射病：体内热量蓄积，出现嗜睡、昏迷、面色潮红、皮肤干热、无汗、呼吸急促、心率增快、血压下降、高热等症状，体温可超过 40℃。

（2）热衰竭：体内没有大量积热，出现面色苍白、皮肤湿冷、脉搏细弱、呼吸浅快、晕厥、昏迷、血压下降等失水失钠引起的周围循环衰竭症状，肛温约 38.5℃，而腋温则较低。

（3）热痉挛：与高温无直接关系，多发生在剧烈运动后，由于大量出汗后只饮水，导致体内血钠、氯化物降低，血钾亦可降低，引起阵发性疼痛性痉挛（俗称"抽筋"），口渴、尿少、体温正常。

（4）日射病：强烈的阳光照射头部，会造成颅内温度增高，出现剧烈头痛、头晕、眼花、恶心呕吐、耳鸣、烦躁不安、意识障碍，重者发生昏迷，体温可轻度增高。

危险源辨识 **怎样预防孩子中暑**

（1）夏天最好不要让孩子于 10 至 16 时在烈日下行走、运动和劳动，因为这个时间段的阳光最强烈，发生中暑的可能性是其他时段的 10 倍。

（2）夏季外出时，尽量给孩子穿容易散热的棉、麻、丝类的衣服，而不要穿不易散热的化纤类服装，以防止因不能及时散热而引起中暑。

（3）如果孩子必须在夏天日照强烈的时段外出，应做好防护，如打遮阳伞、戴遮阳帽、戴太阳镜，有条件的可涂抹防晒霜。

（4）夏季应该准备一些防暑降温药品，如十滴水、仁丹、风油精等备用。

（5）应提醒孩子不要等口渴了才饮水，每天适量增加饮水，可以少量多次喝水，出汗较多时可适当饮用淡盐水。

（6）夏季因为出汗较多，人体容易因为缺钾而感到疲乏，含钾茶水是较好的消暑饮品。

（7）夏季的时令蔬菜，如生菜、黄瓜、西红柿等的含水量较高；新鲜水果，如桃、杏、西瓜、甜瓜等含水量也较高，都可以用来补充水分。乳制品既能补水分，又能补充蛋白质。

（8）保持足够的睡眠对于孩子也很重要，夏季日长夜短、气温高，人体新陈代谢旺盛、消耗大，容易感到疲劳。充足的睡眠可使大脑和身体各系统得到休息，既利于工作和学习，也是预防中暑的措施。睡觉时注意不要躺在空调的出风口或电风扇下，以免患上空调病或因受凉感冒。

中暑后的紧急处理方法

（1）迅速将孩子转移至阴凉通风处休息。

（2）饮用含盐的清凉饮料。

（3）可采用电风扇吹风，亦可冷敷头部；对于高热者，应在其头部、腋下、腹股沟等大血管处放置冰袋（将冰块、冰激凌等放入塑料袋内，封闭严密即可）；还可用冷水或 30% 酒精擦浴，直至皮肤发红。每 10 分钟测量一次肛温，至 38℃为宜。

（4）如果孩子体温超过 38.5℃，或出现意识不清、血压下降等，应尽快送往医院救治。

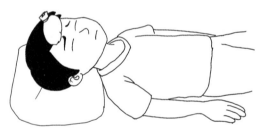

图 24

以冰袋降温

答疑解惑

中暑后喝藿香正气水管用吗？

藿香正气水被很多人视为夏季的"救命神药"，很多家庭也会备着，中暑的时候喝一些。

　　但实际上，藿香正气水的解暑作用不明确，建议遵医嘱服用。

⚠ 支气管哮喘

事故示警　**花粉带来的梦魇**

刘女士的儿子今年两岁半，自去年 7 月开始到现在经常住院，住院的次数多达 5 次，每次都被诊断为肺炎或哮喘。

去年 7 月发病初期，孩子有揉眼睛、鼻子，伴随咳嗽和流鼻水症状，发病时的体温为 37.4℃左右，无喘息。后来再犯病的时候，除了以上症状还伴随喘息。最近的一次住院是两天前，孩子在夜间突然喘息严重，刘女士立刻带着孩子来到医院进行治疗。

孩子病情稳定之后，医生问刘女士及其家人是否有哮喘病史，刘女士说没有，但是孩子之前对花粉好像有点过敏，夏天带他去公园路过花丛的时候，经常打喷嚏和流鼻涕。医生初步诊断孩子为支气管哮喘，需要进一步接受治疗。

知识拓展　**支气管哮喘是由过敏引起的吗**

支气管哮喘是全球发病率相当高的疾病，全球约有 3 亿孩子哮喘。目前我国哮喘的孩子也比较多，尤其以学龄前的儿童容易发生。3岁之前，有超过1/3的儿童发生过哮喘。支气管哮喘是机体由于外在或内在的过敏原或非过敏原等因素，通过神经、体液而导致气道反应性增高，以致支气管痉挛、不同程度阻塞的变态反应性疾病。病人多有反复发作史，或有尘螨、花粉、牛奶、鸡蛋、鱼虾等过敏原接触史。

从病理和生理的角度上讲，哮喘是在炎症所致黏膜水肿、分泌物堵塞、呼吸道痉挛或气管外压迫所致呼吸道狭窄基础上，当气流快速通过狭窄的呼吸道时，气管壁振动而形成的声音。

孩子年龄小，身体发育不成熟，免疫功能不完善，容易对某些物质过敏，3岁以内的孩子尤其容易患呼吸道疾病。

哮喘即使发生一次，也会对肺功能造成损害。所以要特别强调，从一开始就要注意保护肺功能，避免哮喘反复发作。

哮喘可以从以下几个方面来观察：孩子有没有憋气、呼吸困难，或者是否咳嗽得特别厉害，嗓子会不会发出哮鸣音。

有些儿童的哮喘将来会发展为成人慢性阻塞性肺气肿，所以对于哮喘的孩子要特别重视，做到早诊断、早治疗。因此，当孩子第一次发生哮喘的时候，家长应及时带其去呼吸专科门诊就诊，采取一定的预防措施，保护孩子的肺功能，减少以后发生哮喘的频率。

哮喘早期可出现喉痒、干咳，随后多突然发生呼气性呼吸困难，被迫端坐位，烦躁不安，口唇青紫，窒息感，不用听诊器也可以听到明显的哮鸣音，心率增快。严重时，呼吸抑制，哮鸣音减弱或消失，血压下降，意识丧失，甚至迅即死亡。哮喘超过12小时以上时，称为"哮喘持续状态"。

孩子患上哮喘的常见原因如下：

（1）过敏体质。哮喘的发病与过敏密切相关，特别是曾患过过敏性疾病的患儿。

（2）遗传因素。如父母双方均患过敏性疾病，则子代患过敏性疾病的概率就上升到40%~60%。如父母患的是同一种过敏性疾病，则子代被遗传的概率为50%~80%。

（3）环境污染。室内与室外空气污染（霉菌、气体、化学物质、颗粒物和烟草等物质）会增加发生哮喘的风险。

通过对小儿哮喘孩子的流行病学调查，哮喘的好发年龄在6岁以内。这一阶段的儿童处于快速生长发育期，免疫力相对较弱，易患伤风感冒或咳嗽等呼吸道疾病，继而诱发哮喘。随着年龄的增长，儿童患支气管哮喘的概率在下降，不少幼年时期哮喘的孩子到12岁之后，尤其是进入青春期后，哮喘症状会自然地减轻或消失。但是，以此证明哮喘患儿"发育后能自愈"是不科学的。

临床研究发现，一些哮喘儿童到青春期后身体发育逐渐成熟，内分泌系统完善，抗病能力增强，再加上不断治疗，哮喘得以控制。另外，哮喘儿童体内本身存在呼吸道过敏抗体，但在儿童期抗体量少，机体的免疫调节能力差，不足以消除体内过敏原，因而哮喘发作频繁，而到了青春期，机体免疫力增强，体内抗体大量增加，使哮喘症状自然减轻、消失或得以控制，这其中既有成长的自然原因，更有不断及时治疗的因素，并非"自愈"。

在等待"自愈"的过程当中，哮喘会反复发作，炎症反复刺激，会使气道纤维组织增生、腺体增大、平滑肌肥厚，造成气道结构重塑、肺功能下降，这种损害是永久性、不可逆的，会严重影响孩子的生长发育，甚至因哮喘发作导致猝死。

实际上，由小儿哮喘发展为成人哮喘的概率很高，放弃治疗的小儿哮喘发展为成人哮喘的概率可高达 60%~70%，而在积极治疗的情况下，这一概率仅为 5%~10%。

现场急救　哮喘发作时的现场急救

（1）哮喘往往是由于过敏引起的，应立即去除过敏原等诱因，安慰孩子，消除紧张、焦虑、恐惧情绪。

（2）如有氧气，立即给予吸氧。

（3）沙丁胺醇气雾剂一般作为哮喘发作时的临时应急用药，通过气雾吸入。每次吸入 0.14mg，用药时按一下，同时吸入即可。

（4）严重的哮喘可以迅即引发呼吸、心搏骤停。因此，一旦发生呼吸、心搏骤停，应立即拨打急救电话120，并进行心肺复苏。

⚠ 鼻出血

事故示警 来势汹汹的鼻血

一天清晨，上小学 3 年级的小海在洗漱时，突然感觉好像有鼻涕流出来，但是用手一擦全是血。小海的妈妈让小海把头高高抬起，然后拿来一块冷毛巾为其敷后脑勺。

几分钟之后，鼻血果然止住了。小海把头低了下来。过了一会儿，他突然感觉胃里翻江倒海，马上到厕所呕吐起来。同时鼻子又开始流血，而且流得比之前更多了，鼻子里、嘴里都是血。小海的妈妈一看吓坏了，马上让小海用毛巾捂住口鼻，带着小海到医院就医。经过医生处理之后，小海并没有大碍。

小海为什么会呕吐呢，医生说是因为在小海鼻出血的时候，妈妈让他抬头，鼻血经过吞咽进入了食道，血液刺激胃黏膜引发了呕吐。

知识拓展 **鼻出血通常是由什么原因引起的**

鼻出血可由鼻腔本身的原因引起，如鼻黏膜干燥、鼻部受伤、鼻中隔疾病、鼻腔肿瘤等，也可由全身性疾病引起，如维生素缺乏、血液病等。尤其是儿童年纪小，打闹时下手不知轻重，容易因磕碰出现鼻出血。而在鼻出血时，很多人都会选择仰头、举手等方法止血。

但实际上这样的止血方法并不正确，仰头可使鼻血通过后鼻孔进入气道导致窒息，而举手止血更是毫无科学依据，没有研究证实这样的方法有利于止血。

危险源辨识 **怎样减少或避免孩子鼻出血**

（1）告诉孩子不要用手抠鼻子，抠鼻子可能会损伤鼻腔内的毛细血管，导致鼻出血。

（2）每天至少开窗换气两次，或者用空气净化器，保持室内空气新鲜，让孩子避免接触可能存在的过敏原。

（3）防止室内空气干燥，可用空气加湿器，或在孩子的鼻腔内涂抹凡士林油等，防止鼻腔干燥。

（4）如果孩子经常鼻出血，应到医院查明原因。

鼻出血时的正确处理方式

（1）当鼻出血时，首选压迫止血法，同时低头，身体前倾，张口呼吸，用手指紧捏两侧鼻翼，向后上方压迫，同时可以对额部进行冷敷降温。

（2）如果出血比较多，且短时间内不能止血，可将纱布卷填入出血侧鼻腔并用手指按住此侧鼻翼。如果仍然不能止血，应尽快去医院治疗。

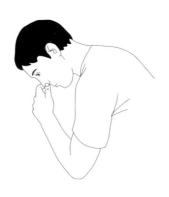

图 25

鼻出血的压迫止血法

答疑解惑

1. 鼻出血时仰头对吗？

鼻出血时仰头不仅对止血无帮助，还会使血液通过后鼻孔流入食管或气道，如果血液经食管进入胃内，会引起胃部不适或恶心。如果血液进入气道，会使气道阻塞，导致窒息，甚至危及生命。

2. 鼻出血时举胳膊有用吗？

"如果左鼻孔流血，则应该举起右侧胳膊；若是右鼻孔流血，就应举起左侧胳膊……举对侧胳膊止血的原理是什么？就是举起对侧胳膊，可刺激本侧的神经，达到停止流鼻血的功能。"这种方法有效吗？当然没效果……人们误认为一侧神经可以控制另一侧神经，其实对侧交叉是一侧大脑控制对侧身体。举起对侧胳膊的效果就是让本侧大脑感知到有一个胳膊举起来，这并不会刺激到对侧神经，也不会导致本侧鼻孔内的神经受到刺激。因此，也就不会产生任何止血效果了！

3. 举胳膊能加速血液凝固过程吗？

当然不能，血液凝固过程是由各种凝血因子顺序激活导致的，凝血因子的激活是血管破损后，这些因子接触了组织因子或异物后才能被激活。但无论举起哪侧胳膊，对这些凝血因子的激活都没有效果。

⚠ 急性食物中毒

有毒的蘑菇

一天晚上，李先生的孩子从山上采回来一堆野蘑菇。到家后，李先生夫妻俩没有仔细辨识野蘑菇是否有毒，就将它们做成菜吃了。结果，第二天一早全家人都出现了呕吐、腹痛的症状。

李先生强忍着剧痛向邻居求救，邻居张大哥帮忙拨打了急救电话120。李先生全家随后被送到当地医院抢救，但两天过去了，他们的中毒症状并未减轻。于是，全家人转到了省人民医院。由于医生无法确定毒蘑菇的具体特性，经过一系列洗胃、解毒、护肝等急救干预后，中毒者仍不时出现昏迷症状。三天后，他们一家三口进入内脏损害期，仍未脱离生命危险。

人们误食了毒蘑菇后会经历潜伏期、假愈期、内脏损害期等几个阶段。由于儿童和老人的体质较弱，一旦发生中毒，危险性也更大。目前仍没有救治毒蘑菇中毒的特效药物。

知识拓展 正确认识儿童食物中毒

急性食物中毒是指由于患者食用被细菌或细菌毒素污染的食物，或食物本身含有毒素而引起的急性中毒性疾病。

食物中毒是我国儿童意外死亡的原因之一。由于0~6岁儿童不具备鉴别能力，多因误食有毒食物而引起食物中毒，往往在中毒较长时间后出现明显症状时才被发现。因此，食物中毒往往因为不能被及时发现，而延误救治时机，甚至危及生命。

1. 食物中毒的特点

（1）食物中毒潜伏期短，来势凶猛，呈爆发性。短时间内可能会出现食入相同食物的多人发病。

（2）病人有食用同一污染食物史，流行波及范围与污染食物供应范围相一致，停止污染食物供应后，流行即告终止。

（3）食物中毒患者的临床表现基本相似，以恶心、呕吐、腹痛、腹泻等胃肠道症状为主。

（4）人与人之间不直接传染。

儿童急性食物中毒主要与儿童无知、好奇、对食物的状况缺乏辨别能力有关；另外，也与监护人的疏忽以及餐饮人员的卫生状况有关。

夏季温度高、湿度大，细菌等微生物容易生长繁殖，容易造成食物污染。如果家里的剩饭剩菜舍不得扔，变成隔夜菜被食用之后就容易造成食物中毒。

当食物温度降到 60℃ 以下时就开始有细菌生长，30℃ ~40℃ 时最容易滋生细菌。食用被大量细菌污染的食物，很容易引发急性食物中毒。

引起食物中毒的细菌主要有沙门菌、葡萄球菌、大肠杆菌、肉毒杆菌、肝炎病毒等。其中，沙门菌类污染是最常见的，主要存在于肉食中；葡萄球菌多存在于乳酪制品及糖果糕点等；嗜盐菌主要存在于海产品中；肉毒杆菌多存在于罐头肉食制品中。

2. 急性食物中毒的表现

（1）集体发病，即食用了相同食物的人几乎会先后发病。

（2）病因不同可有不同的临床表现，一般潜伏期为数小时至数天，主要表现为恶心呕吐、腹痛腹泻等急性胃肠炎等症状。

危险源辨识 **怎样避免孩子食物中毒**

（1）从小培养孩子良好的个人卫生习惯，饭前便后要洗手。

（2）应选购新鲜的食物，不只要看外表，还要查看生产日期、保质期、生产许可证等。

（3）不购买和食用腐败变质、过期、来源不明的食品，不食用发芽的马铃薯、野生蘑菇、河豚等可能含有毒素的食品。

（4）不吃存放时间过长的食物。剩饭剩菜很容易滋生细菌，应该冷藏保存，在食用前应彻底加热，以免引起食物中毒。

（5）食品要贮存在密封的容器内，生熟食品分开存放，新鲜食物和剩余食物也要分开存放。

（6）餐具、容器等食具要消毒，且生熟分开，避免交叉污染。

（7）生食的蔬菜、水果要彻底清洗。

现场急救 孩子食物中毒后的紧急处理

当发现孩子出现急性食物中毒症状时，家长应尽快处理，以免延误病情。

注意识别儿童食物中毒的早期症状，当儿童出现不适症状时，比如头晕、恶心、呕吐、腹痛、腹泻，应详细地询问儿童误食了何种食物，然后判断是不是发生了食物中毒。

食物中毒后救治时，应首先清出胃内的毒物，洗胃的最佳时间为6小时之内，超过了6个小时，只能通过导泄或其他方法救治，所以发现孩子食物中毒时，要第一时间送往医院。

（1）如果食物吃下去的时间在1~2小时，对于较大且清醒的儿童可实施"催吐法"。为防止吐出来的东西被误吸入气道，要采取身体前倾头低位，用干净的手指刺激舌根部，引起恶心呕吐反射。催吐可反复进行，直至毒物排出。特别是如果在野外误吃了有毒的蘑菇，要第一时间催吐。

（2）如果孩子已经发生了昏迷，则禁止催吐，以防窒息。

（3）如果孩子脱水严重、精神萎靡、发烧、出冷汗、面色苍白甚至休克，要让其平卧，双脚抬高，以保证脏器的血液循环。

（4）保留好吃剩的食品，并带到医院，以便于医生确认中毒原因。

⚠ 吐 奶

事故示警 **小心呛奶**

李女士三个月前刚刚晋升为妈妈，这天，她像往常一样，喂完奶后轻轻给宝宝拍了几分钟后背，宝宝就睡着了，她自己也打算去补补觉。没想到仅仅过了 5 分钟，就听到宝宝那儿传来异声，只见宝宝的嘴角和脖子里都是奶，这才意识到宝宝吐奶了。

李女士抱起宝宝后，发现宝宝的脸憋得通红，鼻子不通气，也哭不出声来……这可把李女士吓坏了，她赶紧叫醒老公，夫妻二人不知该如何是好，只是大声地喊宝宝的名字。睡在隔壁房间的婆婆听到声音赶紧跑过来，立刻从她手中接过宝宝，让宝宝趴在自己的手臂上，另一只手拍了几下宝宝的背部。不一会儿，宝宝终于哭出声了！

知识拓展 **孩子吐奶的原因**

吐奶，也叫"漾奶"，是家长经常遇到的问题。有的宝宝吐奶轻微，有的非常严重，刚吃完就吐，弄得满脸都是。

大部分宝宝在出生后都会有吐奶现象，但随着月龄增大会逐渐改善，短则 3 个月，长则 5~6 个月还会吐奶。宝宝吐奶的常见原因有以下几种。

1.肠胃器官消化薄弱

成年人进食后，食物进入胃部，入口会经过收缩来预防食物逆流至食道。宝宝的胃呈水平位，贲门（胃部入口）相较于大人松弛，无法充分收缩，因此在喝奶后，奶水有时会逆流回食道，造成吐奶。

2.喉部发育不成熟

除了消化系统，宝宝身体其他部位的发育也不完善，比如喉头的位置比大人要稍高一些，如果家长的喂奶姿势不当，当宝宝吃奶时容易将空气一起带入胃部。当宝宝打嗝时，就很容易导致吐奶。

孩子吐奶后，应仔细观察宝宝的脸色是否正常。吐奶过后宝宝的脸色会比较差，一般很快就会恢复。宝宝吐奶后，家长不要立刻喂水，以免引起残留奶水呛入食道，喂水宜在喂奶半小时后进行。

宝宝吐奶后，多数很快就会恢复，又想要喝奶了，家长可以再次进行喂奶，但喂奶量要减至平时量的 50%，次数没有严格限制。在宝宝呕吐期间，除了奶不要喂其他食物。

危险源辨识 **怎样防止或者减少宝宝吐奶**

喂奶要少量多次进行，尤其是不能让宝宝一次吃太饱，以免造成宝宝胃部承受的压力过大。

（1）每次喂奶，不要让宝宝吃太快或太多，可用一手的中指和食指夹住奶头，控制出奶量。

（2）每次喂奶后，把宝宝竖抱，趴在妈妈肩上，轻拍宝宝背部，以帮助宝宝排出胃中的空气；每次喂奶后"拍嗝"15分钟。

（3）"拍嗝"结束后，最好竖抱宝宝20分钟，或是让宝宝上半身挺直坐一会儿。躺下时将宝宝上半身垫高一些，最好是左侧卧，这样胃中的食物不易反流。

（4）宝宝吃饱后，不要让其太激动，也不要随意摇动或晃动宝宝。

（5）奶瓶开孔大小要适中，孔过小会导致宝宝在用力吸吮时将空气与奶水一起吸进去；孔过大会导致宝宝来不及吞咽，易被奶水呛着而引起剧烈的咳嗽。

换尿布、洗澡等活动都应在喂奶前或喂奶后1~2小时进行，喂奶后短时间内不要逗弄宝宝。

孩子吐奶时，家长应该怎么办

1 岁以内的宝宝肠胃功能发育还不完善，喂奶后吐奶是很常见的现象，家长应及时清理。

如果宝宝边喝边吐，可能会被奶呛到，呛奶时不要急着把宝宝竖起来抱，以免奶液进入肺部。一旦奶进入气道，应立即用一手固定婴儿头颈部，使婴儿面部朝下、头低臀高，另一手以掌根部连续叩击肩胛间区，直至奶液排出。奶液排出后，如宝宝没有呼吸，应立即做口对口人工呼吸。

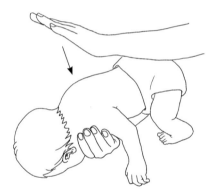

图 26

呛奶后的处理手法

⚠ 高热惊厥

可怕的高烧

2018 年国庆节期间,张女士 3 岁的女儿彤彤突发高烧,体温超过 39℃,还出现了口吐白沫、身体抽搐、双眼翻白等症状。惊慌失措的张女士向同楼层的邻居李大姐求助。李大姐二话没说,赶紧带着张女士和彤彤赶往医院。好在彤彤只是发热性惊厥,经过医生的治疗,身体已无大碍。

孩子发热时为什么会惊厥

大多数情况下,孩子发热时,在体温快速上升阶段发生惊厥抽搐的表现,被称为热性惊厥。以前认为这种症状是由高烧引发的,所以叫作高热惊厥,但事实上只要体温高于 38℃都可能发生惊厥,而不只发生于高热状态,所以又可以叫作"热性惊厥"。

惊厥多见于 3 岁以内的儿童,多发生在发热后 12 小时内,发作时儿童意识突然丧失,面部肌肉与四肢强直、痉挛,或持续抽动，持续数秒钟至数分钟，有时可反复发作，或持续发作。发作时伴有两眼上翻、凝视或斜视，口唇青紫。如果发作持续时间过长或反复发作，可引起脑损害。

很多孩子在发生高热后，家长为了预防惊厥会第一时间给孩子吃退烧药，但是退烧药只能起到降低体温的作用，而无法预防惊厥。如果仅为单纯的高热惊厥，不推荐采取吃药的方法预防。

小儿高热惊厥时，体温通常会达到 39℃ 以上，身体的其他部位可能会同时出现感染症状。6 个月到 5 岁的孩子最容易发生高热惊厥。

虽然高热惊厥的症状令人感到惊悚，但如果高热惊厥处理妥当，并不会对孩子造成影响。对于反复发作，或是持续时间长的高热惊厥，则需充分重视。孩子高热惊厥的时间大约会持续 2 分钟，随着惊厥的停止，宝宝的意识也逐渐清醒，一般在整个过程中惊厥只会发生一次。

大部分的热性惊厥持续时间不超过 5 分钟，也有的孩子惊厥持续时间较长甚至反复发生。因此，孩子发生惊厥抽搐后都应该去医院就诊，如果医生确认为简单的热性惊厥，一般不需要做特别处理。但应让医生检查一下孩子发热的原因，并确认是否需要进一步的治疗。

危险源辨识 **什么情况下应紧急施救**

出现以下状况时，应尽快找儿科医生查明原因：

（1）发生惊厥的时间持续超过 5 分钟。

（2）孩子呼吸不正常。

（3）发病抽搐过后意识不恢复。

（4）孩子体温超过 39℃。

（5）孩子每日惊厥超过 1 次。

（6）孩子出现极度嗜睡、剧烈呕吐、脖子强直等症状。

（7）每次发热都发生惊厥抽搐。

现场急救 孩子发生惊厥时，家长应该怎么办

当孩子发生高热惊厥时，正确的做法是：

（1）让孩子平躺，迅速解开衣扣，让孩子的头偏向一侧，以防呕吐时误吸呛咳窒息，同时让孩子更好地散热和顺畅呼吸。

（2）如果孩子体温较高，可在其额头上敷凉毛巾。

（3）不要给正在抽搐的孩子喂药，此时药物非常容易误入气道，导致孩子窒息，甚至危及生命。

（4）由于惊厥发作一般不会咬伤舌头，即使咬伤也较轻微。因此，家长不要往孩子嘴里塞东西或给药，因为强行掰开孩子的嘴可能造成损伤，塞进口中的东西可能堵塞呼吸道，引起窒息，还可能损伤牙齿。

（5）强行按住孩子、用力掐人中都阻止不了抽搐，反而可能给孩子造成肌肉拉伤、骨折、脱位等损伤，因此这些做法并不可取。

（6）家长需要记录一下孩子抽搐的时间，如果有可能，还可以用手机把孩子抽搐的情形录下来，以方便医生判断病情。

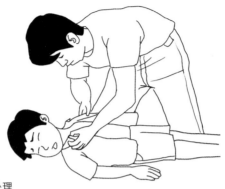

图27
高热惊厥时的处理

家长们希望知道怎样预防热性惊厥的发作，但遗憾的是目前并没有预防惊厥的安全可靠方法，惊厥是否会再发生取决于孩子自身。例如首次热性惊厥时不到1岁，再次发生惊厥的可能性大约为50%，直系亲属有热性惊厥史的，孩子发生惊厥的概率也更大。所幸的是等孩子3岁以后再发生惊厥的概率就小了，5岁以后就更小了。

⚠ 小儿癫痫发作

生日会上的意外

这天是赵先生的宝宝3周岁生日，家人和朋友在饭店里为小寿星庆祝生日，还邀请来了幼儿园的小伙伴儿。在饭店里，小寿星玩得非常开心。

在生日宴结束之后，大家开始拍合影，小寿星突然大喊一声，倒在地上口吐白沫，并开始抽搐。这可吓坏了赵先生，他赶忙跑过去抱起孩子，正不知所措时听到有人说，"赶紧把孩子的嘴撬开，别咬到舌头了"。赵先生赶忙去掰孩子的嘴，但是孩子牙关紧闭，很难撬开。正当人们想办法找辅助工具时，孩子安静了下来，并渐渐恢复了正常。

随后赵先生带着孩子去了当地的医院，并向医生描述了情况，医生经过检查后，告知家长孩子患有小儿癫痫病。癫痫发作时孩子的状态看起来十分可怕，会大叫大嚷、口唇青紫、口吐白沫、瞳孔散大。

癫痫大发作，是指大脑细胞反复异常放电，致使暂时性中枢神经系统功能紊乱，主要表现为意识丧失、全身抽搐。如果每次癫痫大发作持续 30 分钟以上或两次发作的间歇期意识不恢复，称为"癫痫连续状态"。小儿癫痫属于儿科的常见病之一，并不是不治之症。在查明病因后，应选择适宜的治疗方式，遵照医生嘱咐按时、按量服药，绝大多数孩子的病情会得到控制或治愈。随着医疗水平的提高，约 80% 的孩子通过治疗可以控制病情，其中 50% 的孩子经治疗停药后可终生不发作。

小儿癫痫的病因比较复杂，从病因学的角度上一般可以分为两大类：

1. 原发性癫痫

指原因不明的癫痫。这一类癫痫约占儿童癫痫总数的 20%，通常找不到外部致病原因，大多与遗传有关，因此也称作隐源性癫痫或遗传性癫痫。

2. 继发性癫痫

主要是继发于以下疾病：

（1）围产期缺氧缺血性脑损伤：常见的有产伤、窒息、颅内出血、缺氧缺血性脑病，其中以缺氧缺血性脑病而致癫痫者最常见。

（2）先天脑发育畸形：如无脑回畸形、巨脑回畸形、多小脑回畸形、灰质异位症、脑穿通畸形、先天性脑积水、胼胝体发育不全、蛛网膜囊肿、巨脑症。

（3）神经皮肤综合征：常见的有结节性硬化、颜面血管瘤病。

（4）遗传代谢病：如苯丙酮尿症、高氨血症、脑脂质沉积症、维生素B6依赖症。

（5）颅内感染：如细菌性脑膜炎、病毒性脑炎、脑脓肿、霉菌性脑膜炎、脑寄生虫病、接种后脑炎等。

（6）营养代谢障碍及内分泌疾病：常见的有低血糖、低血钙、低血镁、甲状腺功能低下。

（7）脑血管病：如脑血管畸形、脑血管炎。

（8）外伤：由外伤而致的颅内出血、颅骨骨折、脑挫裂伤等。

（9）脑肿瘤：如神经胶质瘤、星形细胞瘤等，位于顶、额、颞叶区的肿瘤常引起癫痫。

（10）脑变性病：脑黄斑变性、多发性硬化、亚急性硬化性全脑炎。

（11）中毒性脑病：药物中毒；食物中毒、一氧化碳（CO）中毒、有机磷中毒、重金属中毒（汞、铅、砷）等。

危险源辨识 **怎样判断是否为癫痫大发作**

孩子突然丧失意识，跌倒在地，全身强直性抽搐，头向后仰，上肢屈曲或伸直，握拳、拇指内收，下肢伸直，足内翻。同时，面色青紫、牙关紧咬、口吐白沫、呼吸急促、眼珠上翻、瞳孔散大。多于数分钟后自行缓解。

一般癫痫大发作持续时间超过 20 分钟，则可造成脑水肿。

现场急救 孩子癫痫发作时，家长应该怎么办

（1）如果发现孩子即将癫痫发作，立即抱住孩子，并随即把孩子平放在地，挪开身边的物品，以免孩子被碰伤，任其抽搐。抽搐多于两分钟左右自行缓解。

（2）不要按住孩子，孩子抽搐的力量很大，用力按住孩子，可能会使其肌肉拉伤，甚至骨折。

（3）抽搐过后，取"稳定侧卧位"，以防因舌后坠、呕吐等原因造成窒息，确保气道通畅 。

（4）孩子癫痫发作过后昏睡不醒时，应尽可能减少搬动，让其适当休息，可给予氧气吸入。对于已摔倒在地的癫痫儿童，应检查其有无外伤，如有外伤，应根据具体情况进行处理。

（5）抽搐停止后，做好清理、安慰工作，消除孩子的紧张情绪。

1. 使劲儿掐人中有用吗？

掐人中一直以来是民间应对昏厥的"急救神技"，当有人中暑晕倒时，掐人中；当有人癫痫发作时，掐人中……

殊不知，癫痫一旦发作就无法通过外力阻止，直至神经元停止异常放电。因此，任何方法都无法终止病人的抽搐。掐人中不仅无法终止抽搐，还有可能带来额外的伤害，比如压伤等。事实上，在各国的癫痫急救指南中，都没有掐人中这个方法。

2. 往嘴里塞东西有用吗？

过去，在经典的神经内科教科书中要求患者上下白齿之间塞入包裹纱布的压舌板，以防发生舌咬伤。因此，为了防止孩子癫痫时孩子咬伤自己的舌头，抢救者总是千方百计地撬开其牙齿，放入毛巾等，甚至有人把筷子、手指等放到患儿牙齿之间。事实上，绝大多数情况下，因患儿牙关紧闭，强行把东西塞入牙齿之间，反而会造成牙齿或口腔黏膜损伤，还有可能导致患儿将塞入物吸入气道，造成窒息。另外，舌咬伤并不多见，而且也不严重。因此，孩子癫痫发作时，不建议往其牙齿之间塞入东西。

近年来，国内外关于癫痫大发作急救的指导，一致认为没有必要在癫痫发作时往患者口中放入防止舌咬伤的物品，因为癫痫发作时有可能导致患者咬断塞入的东西，而断裂物品容易引起窒息，相对于可能出现的舌咬伤，窒息的后果严重得多。

3. 正躺可行吗?

为了方便施救，人们总是想当然地将癫痫发作的孩子正面朝上。其实正确的做法是将患儿调整为侧躺姿势，头偏向一侧，保持呼吸道通畅，同时有助于呼吸道分泌物排出，避免呛到或者引起吸入性肺炎。如果身体姿势无法调整，可以将患儿的头部向两侧偏转，并及时擦去分泌物。

4. 什么情况下需要送往医院?

大部分癫痫发作是不需要送往医院的，除非遇到以下几种情况:

（1）发作时间过长（超过5分钟）。

（2）短时间频繁发作（30分钟内发作3次以上）。

（3）连续两次以上发作，发作后没有恢复意识。

（4）呼吸困难或受伤时，有其他疾病，如糖尿病、心脏病等。

⚠ 误服药品或毒药

事故示警 **像糖果的老鼠药**

7月的一天，王先生和妻子看到天色不好，于是准备下楼去收晒在外面的衣服，考虑到收衣服只需要几分钟的时间，所以就把3岁的女儿独自留在了家中。几分钟后，夫妻俩收完衣服回来，发现孩子倒在地上不动，旁边还有一包老鼠药。

老鼠药是王先生几天前刚买的，可能是孩子看到花花绿绿的包装后，误以为是糖果，便撕开吃了一些。夫妇俩见势不妙，赶紧将孩子送到附近的医院。因为救治及时，孩子在急诊室抢救后转危为安。

危险源辨识 **怎样避免孩子误服药物**

1. 妥善保管药物

家长应妥善保存家里的药品，并用专门的药箱收纳，每次服完药后要立即收好剩余的药品，放到孩子够不到的地方，必要时，还应将某些特殊的药品放在上锁的抽屉里，以防被孩子误服。

在保存药品时，最好将成人的药品和儿童的药品分开，同时将外用药和内服药分开，以免用错。除此之外，还要养成保留药品包装和说明书的习惯，以方便必要时查询。

2. 核对药物剂量

服药剂量应按照医嘱服用，每次给孩子喂药时要认真核对药品名称，确保药品和剂量的正确。必要时，可以双人核对后再喂。

如果孩子服药后1小时内，将大部分的药品吐出，应考虑补服，但如果是因为药品刺激引起，建议咨询医生或药师后，选择合适的给药方式。孩子在成长过程中体重会不断变化，也应注意遵医嘱调整药品剂量。

3. 传授正确的用药知识

给孩子喂药时千万不要骗他说是糖果，以避免其趁大人不注意时自己尝试。要想避免儿童因好奇误服药品，家长应告诉孩子人为什么要吃药。没病时，吃药反而可能引起严重后果。其次，一定不要让孩子单独接触药品。如果在喂药的过程中家长需要暂时离开，必须将药品收好。目前，有些药品选用了儿童不易打开的安全瓶盖，有条件的家庭可选择这类包装的药品，可更好地避免儿童误服。

家长应该从小就教育孩子药品危险，必须在父母监护下服用，并教孩子辨别食物和药品。向孩子灌输安全意识，告诉孩子遇到不明来源的东西，要先问问家长能不能吃，以避免毒从口入。

现场急救 发现孩子误服药品或毒物，家长应该怎么办

如果孩子误服药品和毒物发生中毒，应该立即送往医院救治。如果距医院较远，应进行初步急救处理。应首先清除胃内毒物，减少毒物的吸收，常用方法有以下两种：

1. 催吐

如果患儿意识清醒，家长可把手洗净后，用食指深入患儿口腔内，刺激舌根部，引起患儿恶心呕吐。

2. 洗胃

催吐后，根据年龄、体重给患儿饮入约 100~200 毫升的温水，再用手指刺激其舌根部，引起患儿恶心呕吐。如此反复进行，直至水基本清亮为止，饮入的水量和洗出的水量应基本一致。如果服入毒物的时间超过 6 小时，则洗胃无效。如果患儿服了腐蚀性的物质应禁止洗胃。

（1）促进毒物的排泄：毒物吸收后，多数经尿液排出，所以，大量喝水能促进已吸收的毒物从体内排出，如加些利尿药效果更好。

（2）应用解毒剂：为了对抗毒性作用、保护胃肠黏膜、减少毒物吸收，应尽快使用解毒剂。当孩子误食强碱时，可用食醋加等量水内服进行中和，喝柠檬汁、橘子汁等也有效。尽快前往医

院，应用一些特效解毒剂。

如误服强酸，应立即口服牛奶、蛋清、豆浆、食用植物油等，每次 200 毫升，以保护胃黏膜。

40 种常见的儿童意外伤害潜在危险

1.室内地面最好铺木地板，水泥地面应铺地毯；卫生间、厨房地面应铺防滑材料。因为儿童的头部摔在水泥地面和木地板上，结果是不一样的。

2.房门的设计应向外开，以免将房间内的儿童推倒或撞伤，并应注意避免房门挤压儿童手指；房门不要安装弹簧合页，尽量不要用玻璃门。

3.家具应选择四角均为圆角；婴幼儿睡觉的床应有有效高度的护栏，以免跌落摔伤；不要用折叠椅，以免摔伤或夹伤儿童。

4.桌椅不要放在窗前与阳台上，以免儿童爬上桌椅、坠落楼下。

5.窗户、阳台、楼梯应安装安全护栏，护栏必须采用竖栏，不得设置横向护栏，护栏高度应高于 120 厘米、栏间距离不应大于 10 厘米。

6.刀、剪等锐器应放在儿童拿不到的地方，以免扎伤、割伤。

7. 饮水、进餐不要用玻璃、陶瓷制品，以免扎伤、割伤。

8. 小心铅笔等文具扎伤。

9. 桌面不要铺台布，以免儿童将其拉下，桌上物品坠落造成损伤，如砸伤、烫伤等。

10. 不要给儿童玩耍或食用过小的、带尖、带刺、带骨、带核的物品、食品，如玻璃球、纽扣、别针、硬币、花生、瓜子、黄豆、荔枝、杨梅、杏等，以免造成气道、鼻腔、外耳道异物。

11. 药品、洗涤用品、清洁用品等，要放在儿童拿不到的地方，以免误服。

12. 不要让儿童单独处于装满水的浴缸、浴盆、水桶等的环境中，以免发生溺水。

13. 食用羊肉串、糖葫芦等不要边走边吃，以免跌倒扎伤。

14. 不要让儿童玩塑料袋，以免套在头上造成窒息。

15. 气球爆破也可伤及眼睛，气球皮也可吸入气道而导致窒息。

16. 远离燃放的鞭炮。

17. 放鞭炮时，千万不要把点燃的鞭炮投入污水井中，以防导致沼气燃烧、爆炸。

18. 煤气灶、煤气热水器、火炉、火柴、打火机等，均可成为导致火灾的隐患。

19. 洗澡前，先放凉水后放热水；澡盆周围不要放热水瓶、热水壶；成人不要怀抱儿童饮用热饮料。

20. 饮水、进食时不要与儿童嬉笑或斥责儿童，以免发生气道异物阻塞、窒息。

21.不要让儿童躺着进食、饮水，以免发生窒息。

22.电源开关等的位置应在160厘米以上，避免儿童接触；电源插座不用时，需用插座保护盖封上；电线不得暴露在外面；使用电风扇、电热器等，应安装防护罩。

23.行走、上下台阶等，不要过度牵拉或猛拉猛拽儿童手臂，以免导致肘关节脱位（桡骨小头半脱位）。

24.防止被猫、狗等动物抓伤、咬伤，防止被昆虫蜇伤、叮伤。

25.室内、阳台、庭院不要种植有毒的、带刺的植物，以免被误服或刺伤儿童。

26.不要在家中摆放小型玻璃鱼缸，以防玻璃破碎后造成扎伤、割伤。

27.加强交通安全意识，严格遵守交通法规，不要随意穿越马路、铁路，不要在马路上追赶皮球、玩耍等。未满12周岁的儿童，不准在道路上骑自行车、三轮车等。

28.骑自行车带儿童时，注意防止足部被车条损伤。

29.儿童不要坐在汽车前排，幼童应使用安全座椅，注意汽车电动窗，防止卡住、夹伤儿童，不要把孩子单独留在车内。

30.儿童游泳应到正规的游泳场馆，在成人的监护下进行，并利用救生圈等必要的防护、救生设备。

31.注意游戏安全。尤其是男孩，喜欢玩"打仗"游戏，手持各种"兵器"相互击打，往往乐极生悲；另外，奔跑、跳跃、爬墙、上房、爬树等也可造成摔伤。

32. 弓、箭、刀、枪等玩具，不要对着他人；劣质玩具也可对儿童造成伤害，不同年龄特点的儿童应选择不同的玩具。

33. 不要趴在门缝看，以防眼睛受伤。

34. 不玩药瓶、注射器等医疗垃圾。

35. 体育锻炼时，遵循运动规律，做好防护工作，注意运动安全。比如，滑旱冰时应佩戴安全头盔等护具。

36. 远离人群密集的场所，以防发生踩踏事件。

37. 不要踩踏井盖，以防井盖翻转后坠落井中。

38. 中、小学课间休息时应加强学校纪律，不要让孩子追、跑、打、闹。

39. 禁止中、小学生打架斗殴。

40. 严禁体罚、虐待未成年人。

只有告诉孩子什么是危险，才能避免危险，并为以后学会急救打下基础。

儿童（1~8岁）心肺复苏现场操作

1. 评估现场环境的安全性

（1）救援人员进入现场前，首先应由经验丰富的人员迅速组织、观察、了解现场环境情况。救援人员可以根据现场情况推断事件的性质、已经造成的伤亡，可能发生的危险以及损伤等。可根据不同性质、不同程度的灾难事故，进行具体评估。

（2）根据现场环境的具体情况，救援人员应采取必要的防护措施。只有确保救援人员自身的安全，才能保证伤员得到救援。否则可能事与愿违，反而造成更大的损失。在尽快排除各种险情后，方可进入现场。必要时，马上请求消防队、工程救险人员、急救人员等拥有专业技能及专业器材的人员到现场救援。

2. 判断有无意识及呼吸

轻拍双肩，大声询问："孩子，你怎么啦？"同时通过观察胸部、腹部有无起伏来检查有无呼吸。

3. 启动紧急医疗服务（Emergency Medical Service，EMS）

如发现孩子无反应、无呼吸，立即拨打急救电话120，就近取来自动体外心脏除颤器（Automated External Defibrillator, AED）。如果现场只有一名抢救者，应立即高声呼救、寻求旁人拨打急救电话120，并尽快取得AED，或打开手机的免提功能。

4. 将孩子放置为复苏体位

（1）孩子如为俯卧位或侧卧位，应迅速把孩子翻转为仰卧位，也就是复苏体位。

（2）仰卧在坚实的平面，而不是软床或沙发上。

（3）头部不得高于胸部，以免脑血流量减少。

5. 胸外心脏按压

（1）胸外心脏按压是重建循环的方法，是徒手心肺复苏操作中最重要的环节。正确的操作可使排血量达到正常时的25%~30%，脑血流量可达到正常时的30%。这就可以保证机体最低限度的需要了。

（2）跪在孩子身体的任何一侧均可。身体正对孩子乳头，两肩正对孩子胸骨上方，两臂基本伸直，肘关节不得弯曲；两臂基本垂直。以髋关节为轴，利用上半身的体重及肩、臂部的力量垂直向下按压胸骨。下压用力要垂直向下，身体不要前后晃动。正确的身体姿势既是保证按压效果的条件之一，又可节省体力。

（3）按压部位：原则上是胸骨下半部。准确的定位是心肺复苏徒手操作过程中最重要的步骤之一。

◇ 一手中指压在孩子的一侧乳头上，手掌根部放在两乳头连线中点，不可偏左或偏右。否则，可导致肋骨骨折。

◇ 另一手重叠其上，手掌根部重叠。双手十指交叉相扣，确保手掌根部接触胸骨正中位置，按压过程中掌根部不要离开胸壁，以免发生肋骨骨折。

◇ 按压深度 5 厘米，使胸廓前后径下陷 1/3，以触摸到颈动脉搏动最为理想。

◇ 按压频率为 100~120 次 / 分钟。

◇ 放松时，要使胸廓完全回弹、扩张。否则，会使回心血量减少。但手掌根部不要离开胸壁，以保证按压位置始终准确。

6. 开放气道

（1）当孩子意识丧失后，尤其心搏骤停后，全身肌张力下降，包括咽部与舌肌肌张力下降，导致舌后坠，造成气道梗阻。如将头部后仰，可使舌体离开咽部，从而使气道开放。

（2）开放气道前或开放气道后，如发现口腔、咽部有异物，应立即清理，并防止异物进入深部。

（3）开放气道的方法：跪在孩子身体一侧，撤掉枕头，用一手小鱼际放在孩子前额，向下压迫；同时另一手食指、中指并拢，放在颏部的骨性部分并向上提起，使得颏部及下颌向上抬起、头部后仰，使得耳垂与下颌角的连线和孩子仰卧的平面垂直，即双侧鼻孔朝正上方，气道即可开放。

7. 判断有无呼吸

开放气道后，立即用 5~10 秒的时间，观察有无呼吸（看胸腹部有无起伏）。如无呼吸或仅仅是喘息样呼吸，可做口对口吹气。

8. 口对口吹气

（1）确定无呼吸后，立即深呼吸后用自己的嘴严密包绕孩子的嘴，同时用食指、中指紧捏孩子双侧鼻翼，向肺内连续吹气两次。

（2）每次吹气时见到胸部有起伏即可，吹气时间持续 1 秒钟。切勿吹气时间过长、吹气量过大，以免胃部膨胀、胃内压增高，而压迫肺脏，使得肺通气量进一步减小；并可能导致胃内容物反流而造成气道阻塞。

婴儿（1岁以内）心肺复苏现场操作

1.判断婴儿意识和呼吸。轻拍或者用手指挠婴儿脚心判断意识，如无反应，观察婴儿胸部5~10秒有无起伏。

2.拨打急救电话120。如胸部无起伏马上拨打急救电话120，并立即为其进行心肺复苏。

3.胸外心脏按压。让婴儿仰面平躺在坚实的平面上，将一只手的两根手指放在两个乳头连线正中间垂直向下按压，按压深度大约4厘米，速度每分钟100~120次，每次按压让胸部回弹至正常位置。

4.人工呼吸。一只手固定婴儿的头部，并向后仰，用嘴完全覆盖住婴儿的鼻子和嘴，向肺内连续吹两次气，每次持续1秒，用眼睛余光观察胸部有无起伏即可，每30次按压配合2次人工呼吸。

5.确认心脏是否恢复跳动。连续进行5组后分别触摸婴儿的两侧肱动脉和股动脉各5秒，判断心脏是否恢复跳动，如没有成功，继续做心肺复苏直至救护车到来或婴儿心脏恢复跳动。

更多育儿图书推荐 ▶▶

《宝宝出生第一年的育儿日记》
定价:68.00元

书中每周都会以问答的方式介绍当前月龄的宝宝和父母应该注意的事情,并适时推荐育婴用品以及给妈妈加油的简短语录,以让育儿这件事儿变得轻松。

颜值高、功能全的宝宝成长记录册
一天一页,让时间见证宝宝的成长

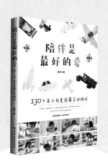

《陪伴是最好的爱:
130个亲子创意启蒙互动游戏》
定价:78.00元

本书作者李杏毕业于美国亚利桑那大学教育学专业,她在3年的育儿实践中总结出了数百个与孩子互动的方法和游戏,并创建"大麦小哈游戏室"微信公众号。本书精选了其中100个0~1岁的亲子互动方法和130个亲子创意启蒙互动游戏。希望这本育儿"宝典"可以帮助广大父母更高质量地陪伴孩子。

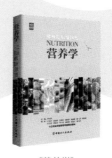

《营养学》
定价:45.00元

本书由叶松铃教授汇集整合了台湾13位资深营养学教师及营养师的实务经验设计编撰而成。书中不但介绍了糖类、蛋白质、脂质、维生素、矿物质与水分等主要营养素的组成、种类、特性、功能、消化、吸收与代谢以及能量代谢等基本学理,还讲述了从怀孕、哺乳、婴幼儿到老人等各个不同生命期的营养问题及解决方案。

相关图书咨询及团购请联系
李老师:010-82075935
于老师:010-62005996

婴幼儿照护者系列读物 ▶▶▶

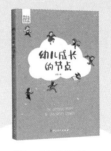

《幼儿成长的节点》
定价:39.00元

全书从萌稚阶段、初悟阶段、自我阶段和发展阶段四个篇章对孩子日常生活中的一些常见的行为进行了分析，以引导广大早教从业人员和家长抓住幼儿发展的节点。比如，孩子吃手、关注细小事务、占有、胆怯、分离焦虑、说脏话、涂鸦、恋物、破坏纪律、炫耀、捉弄人、厌学等表现都反映了其在特殊成长节点的发展规律，需要成人抓住孩子的成长关键期，进行科学启蒙。

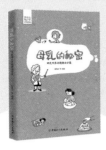

《母乳的秘密——母乳喂养问题解决方案》
定价:39.00元

本书从母乳喂养的意义、乳汁分泌的机理、母乳喂养常识、身患特殊疾病妈妈的母乳喂养、乳房问题、添加辅食、断母乳等方面对母乳喂养的相关知识进行可全方位解读，为新手妈妈提供母乳喂养问题的解决方案，帮助广大新手妈妈成功实现母乳喂养。

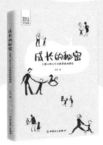

《成长的秘密——儿童心理与行为规律案例解读》
定价:39.00元

相关图书咨询及团购请联系
李老师:010-82075935
于老师:010-62005996

本书从儿童思维发展、关键期、依恋类型、习惯培养、社会交往、学习路径以及行为发展的内在规律等方面，利用案例与理论相结合的方式分析了当前常见的父母教养模式以及不同家庭环境下的儿童问题，为广大家长更为科学有效地对儿童进行教育提供了可供借鉴的方法。